肝病

食疗用药

看这本就够了

◎ 戴德银　代升平　皮儒先　主编

U0201498

化学工业出版社

·北京·

内容简介

《肝病食疗用药看这本就够了》一书详细介绍了常见肝病如病毒性肝炎、肝硬化、肝癌、脂肪肝、肝性脑病等的中西医防治原则和措施,包括中西药治疗、药膳调养、饮食原则和食谱主辅料、烹饪与服法、功效、适用人群和搭配等。全书共收录治疗肝病的中西成药制剂100余种,药膳和食疗食谱300余个,所选中药均为安全、易得的药食两用之品,烹饪方法简便。本书内容丰富,新颖实用,可操作性强,适合基层医师、肝病患者及其家属阅读参考。

图书在版编目(CIP)数据

肝病食疗用药看这本就够了/戴德银,代升平,皮儒先主编. —北京:化学工业出版社,2021.10(2024.11重印)
ISBN 978-7-122-39485-9

Ⅰ.①肝… Ⅱ.①戴…②代…③皮… Ⅲ.①肝疾病–食物疗法②肝疾病–用药法 Ⅳ.①R247.1②R575.05

中国版本图书馆CIP数据核字(2021)第132586号

责任编辑:李少华　　　　　　　　　　　　装帧设计:张　辉
责任校对:宋　玮

出版发行:化学工业出版社(北京市东城区青年湖南街13号　邮政编码100011)
印　　装:北京天宇星印刷厂
710mm×1000mm　1/16　印张10¾　字数198千字　2024年11月北京第1版第4次印刷

购书咨询:010-64518888　　　　　　　　　售后服务:010-64518899
网　　址:http://www.cip.com.cn
凡购买本书,如有缺损质量问题,本社销售中心负责调换。

定　　价:45.00元　　　　　　　　　　　　　　版权所有　违者必究

本书编写人员名单

主　　编　戴德银　代升平　皮儒先

副 主 编　刘　蓉　李　漪　韩　璐

编写人员（按姓氏笔画排序）

王小莲	史小英	代升平	皮儒先
朱　洁	刘丛丛	刘春梅	刘　蓉
许群芬	李　漪	肖代兰	何恩福
张　刚	林芸竹	罗利琴	罗　敏
周　炜	周　铣	赵祝英	胡文利
胡晓允	姜　庆	贺莉敏	顾明忠
顾宣奎	徐苓偼	唐文艳	曹亚玲
康晓曦	敬新蓉	韩　璐	谢智凡
廖　琦	熊秀艳	戴德银	

主　　审　张伶俐　刘云杰

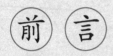

肝脏疾病是一个全球性的健康问题。仅乙型病毒性肝炎表面抗原（HBsAg）携带率就达2%～20%；全世界约1/3人口即20亿人有既往或持续感染乙肝病毒（HBV）的血清学证据。全球有3.5亿慢性HBV感染者，其中约15%～25%将死于HBV相关的终末期肝硬化或肝癌，每年约100万人死于急慢性HBV感染。若将甲型、丙型、丁型、戊型、庚型等病毒性肝炎，以及肝癌、肝性脑病、肝内胆汁淤积、酒精性肝病（炎）、脂肪肝和肝硬化加在一起，防治肝病所需的人力、物力和财力，无论对国家的财政支出，还是公民健康状况和经济承受能力，都是严峻的挑战。

然而，肝脏疾病，包括病毒性肝炎、肝癌等，都是可防可治的。就目前而言，大约有1/3的肝病经科普教育、改变不良的生活方式和饮食习惯是可以预防的；有1/3的肝病如能早期诊断、早期治疗是可以治愈的；另外1/3的肝病通过合理而有效的综合治疗，则可减轻患者痛苦、提高生存（生活）质量，并使生命延长。

本书介绍了肝脏的一般常识，如肝脏的基本形态、位置、结构及生理功能，肝脏为什么容易患病，诱发肝病的不良生活方式等。比较详细地介绍了病毒性肝炎（特别是乙型、甲型病毒性肝炎的急性、慢性、淤胆型和重型肝炎）、肝癌、肝性脑病、肝内胆汁淤积、酒精性肝病（炎）、脂肪肝、肝硬化的中西医防治原则和措施，包括中西成药、方剂治疗、药膳调养、饮食原则和食疗食谱主辅料、烹饪与服法、功效、适用人群和搭配等。

抗击肝炎，预防在先。2014年，全国新生儿3次乙肝疫苗全程接种率已达95%，4岁以下儿童乙肝表面抗原携带率已下降至0.32%，总体新发乙肝病毒携带者数已明显下降。然而因乙肝病毒感染导致肝硬化、肝癌死亡人数会继续增加，并将在2050年左右达高峰。为此，我国应加强肝病科普教育，规范对所有病毒性肝炎综合防治落到实处。

防治疾病用药不在名贵，而在对症；营养不在丰富，而在均衡！全书共收录防治肝病的100多种中西成药，方便读者查询和参考。书中收录的药膳和食疗食谱（主辅料多为大众化品种）300余方可预防普通人群的肝病发生，对已患肝病的患者有辅助治疗作用，或营养支持，或缓解症状、减轻痛苦而提高生存（生活）质量。药食同源，食疗和药膳是祖国宝贵传统文化遗产之一，也是现代养生的重要内容。愿本书为从事肝脏疾病防治工作的基层医务工作者、患者本人及其亲属起到抛砖引玉的作用，为提高中华民族的整体健康素质和水平贡献微薄的力量！

临床主任药师　戴德银

2021年5月

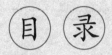

目 录

第一章　肝脏病常识

一、肝脏的基本形态、位置、结构及生理功能

1. 肝脏基本形态

肝脏是人体最大的消化腺，具有分泌胆汁、储存肝糖原和解毒等重要功能。肝脏一般呈红褐色，质地柔软。成人肝脏重量相当于体重的2%，新生儿肝重占体重的5%。中国成年男性肝重相当于体重的2%（平均约1154克），女性平均约1053克；最重的肝脏可达2000克左右，胎儿和新生儿肝体积相对较大，可占据腹腔容积的一半以上。肝脏绝对重量以26～40岁者最重，以后逐渐减轻。中国人平均肝脏的径线为长25.8厘米，宽15.2厘米，厚5.8厘米。

2. 肝脏位置

肝脏主要位于右季肋区和腹上区，小部分在左季肋区。肝大部分为肋弓所覆盖，仅在腹上区右（左）肋弓间露出并直接接触腹前壁。当腹上区或右季肋区遇暴力打击或肋骨骨折时，可引起肝破裂。肝的位置会伴随呼吸运动而改变，平静呼吸时升降范围2～3厘米，女性及儿童的肝脏略低；站立及吸气时肝脏稍下降，仰卧和呼气时则肝脏稍上升。深呼吸或腹式呼吸时肝脏升降变化会更明显。

成人肝上界位置正常情况下，如在肋弓下触及，可认为是病理性肝肿大；幼儿肝下缘位置较低，露出到右肋下一般属正常情况，但应排除有无其他病变或疾病因素。

3. 肝脏基本结构

根据肝脏外形自然沟裂，可分为左叶、右叶、尾状叶和方叶。左外叶和右后叶各自有一横的段间裂，将其分为上段和下段，肝左静脉位于左外段间裂内。尾状叶由一纵向的段间裂分为左、右两段，分别属于左半肝、右半肝。临床医生根

据肝动脉和肝管在肝内分布的情况，以正中裂（主裂）将肝分为左叶肝（左半肝）、右叶肝（右半肝），再以肝裂分为左内侧段、左外侧段、右前段和右后段。每个肝段还可进一步分为两个区。

4. 肝脏血管

肝脏血管包括入肝血管和出肝血管。入肝血管又称为肝门血管系，包括肝固有动脉和门静脉；出肝血管称为肝静脉系。

5. 肝管系统

肝管系统分为肝内和肝外两部分。肝内部分起自肝小叶内相邻细胞的毛细胆管，亦称为毛细肝管，依次汇合成小叶间胆管、肝段肝管、肝叶胆管。肝外部分包括肝左、右管，肝总管，胆囊，胆囊管和胆总管。胆总管止于肝胰壶腹（Vater壶腹），与胰管共同汇合开口于十二指肠降部。

6. 肝淋巴管与肝淋巴结

肝内淋巴来源于肝内组织间隙，由小叶间的毛细淋巴管吸收成为淋巴，肝内淋巴中会有大量的蛋白质。胸导管内的淋巴1/5～1/2来自肝。

肝淋巴管一般分为浅、深两层。

肝脏中重要淋巴管有肝膈面淋巴管、肝脏面浅层淋巴管和肝脏面深层淋巴管。

7. 肝神经支配与肝血流情况

肝的神经来自腹腔交感神经的分支及右膈神经，通常肝胆系统接受交感神经与副交感神经双重支配，肝血管则由交感神经支配其收缩，以调节血流量。故肝与胆囊病变引起的右肩部放射性疼痛一般认为是右膈神经传入的。切割、穿刺、烧灼肝并不因此产生疼痛感觉，而肝肿大或牵拉肝（纤维囊）或腹膜形式的韧带，则可引起肝区疼痛。

肝血供量大。肝脏血供量相当于人体总血量的14%左右。成人肝每分钟血流量1500～2000毫升。门静脉是肝的功能性血管，占肝血供的3/4。肝动脉是肝的营养性血管，占肝血供的1/4，其压力较门静脉高30～40倍。相对而言，门静脉对维持肝脏功能的作用比肝动脉更为重要。

8. 肝脏功能

肝脏是人体最大的腺体，具有导管系统，可将其分泌物排出，故又称为外分泌腺。同时肝脏又具有内分泌腺的性质，富含血窦，肝细胞产生的许多物质直接释放入血液中，影响和调节机体的代谢与生理功能（活动）。肝细胞一面紧邻毛细胆管，另一面紧邻血窦，不论毛细胆管和血窦，均为长而有腔的管道系统。肝脏是新陈代谢最旺盛的器官，在肝内的生化反应达500种以上，主要是由于肝内有700多种酶。肝内富含吞噬细胞，能吞噬和清除血中的异物，是机体防御系统的主要组成部分。此外，胚胎时期肝还有造血功能，正常成人肝虽不参与造血，但仍具有这种潜在能力，在某些病理状态下，肝脏可恢复一定的造血功能。

9.肝脏的脂蛋白与胆固醇代谢

包括肝脏在内的血浆中脂类（质）有三酰甘油（俗称甘油三酯，TG）、磷脂（PL）、胆固醇（Ch）、游离脂肪酸（FFA）。血浆中的胆固醇又分游离胆固醇（FC）和胆固醇酯（CE）两种，习称血浆胆固醇为总胆固醇。现将血液中脂类（质）及其代谢物正常参考值（由于仪器及试剂和检查方法的差异，可能有一定的波动范围）简介如下，供参考（表1）。

表1　正常人空腹血脂水平参考值

项目	平均值 /[毫摩/升（毫克/分升）]	平均值波动范围（5%～95%）/[毫摩/升（毫克/分升）]
三酰甘油（甘油三酯，TG）	1.30（115.0）	0.64～2.58（57.0～228.0）
总胆固醇（TC）	4.01（155.0）	2.93～5.23（113.0～202.0）
低密度脂蛋白胆固醇（LDL-C）	2.46（95.0）	1.58～3.52（61.0～136.0）
高密度脂蛋白胆固醇（HDL-C）	1.41（54.5）	0.83～1.84（32.0～71.0）
极低密度脂蛋白胆固醇（VLDL-C）	0.28（11.0）	0.08～0.67（3.0～26.0）
磷脂（PL）	2.64±0.02（204.8±1.86）	
游离脂肪酸（FFA）	605.0±190（微摩/升）	

总胆固醇（TG）正常参考值：＜5.17毫摩/升（＜200毫克/分升）；轻度增高或边缘水平5.17～6.47毫摩/升（200～250毫克/分升）；高胆固醇血症≥6.47毫摩/升（≥250毫克/分升）；严重高胆固醇血症≥7.76毫摩/升（≥300毫克/分升）。

血清胆固醇酯（CE）参考值：2.34～3.38毫摩/升；胆固醇酯/总固醇的比值为0.6～0.8。胆固醇酯是胆固醇与脂肪酸结合而成的，主要在肝脏内合成。增高提示可能有胆道梗阻性疾病，如黄疸、甲状腺功能减退症、肾病综合征、糖尿病、高胆固醇血症等；若减低则提示可能有肝实质性病变，如肝功能不全、急性肝坏死，甚至预后不良。

三酰甘油（甘油三酯，TG）正常参考值：＜2.3毫摩/升（＜200毫克/分升），波动范围0.64～2.58毫摩/升（57.0～228.0毫克/分升）。三酰甘油轻度增高或边缘水平：2.3～4.5毫摩/升（200～400毫克/分升）。高三酰甘油血症：≥4.5毫摩/升（≥400毫克/分升）。胰腺炎高危症：＞11.3毫摩/升（＞1000毫克/分升）。

血浆脂蛋白：脂类不溶于水，肠道消化吸收的脂类，必须以可溶解的形式才能转运给各组织、器官利用和储存，这种可溶的形式就是脂蛋白。脂蛋白由非极性三酰甘油（TG）、胆固醇酯（CE）、两性分子磷脂（LC）、胆固醇（Ch）和蛋白质组成。各种血浆脂蛋白都含有这些成分，但含量和组分却有所不同。

二、肝脏为什么容易患病

肝脏不仅是体内最大的营养和代谢器官，而且由于肝细胞膜具有重要的胞吞和物质转运及解毒功能，由各种途径进入体内，特别是进入血液的各种致病菌、病毒和有害物质（包括药物、毒物、激素）都要经过肝细胞的胞吞和物质转运，当这些致病的微生物和有害物质的数量和品种超过了肝细胞膜承受的负荷量之时，肝细胞膜便受损、变性甚至死亡，由此而产生许多常见的疾病，如甲型、乙型、丙型、戊型等病毒性肝炎（其中以甲型和乙型病毒性肝炎最常见）、肝癌、肝性脑病、肝内胆汁淤积、酒精性肝炎、脂肪肝、肝硬化等。

总之，肝脏作为人体内最大的腺体器官，在维持机体代谢稳态中起着核心作用。它不仅参与营养物质的消化吸收，是物质代谢的重要场所；而且参与多种代谢产物及异物（毒物）的生物转化与排泄。此外，肝脏亦参与机体的免疫调节过程。肝脏损伤时，其再生能力则是维持上述功能的基础。一旦肝脏的负荷超过了极限，便很容易患各种疾病。

三、诱发肝脏疾病的不良生活方式

1.诱发病毒性肝炎的不良生活方式

目前已发现的七种肝炎病毒所致的肝炎，分别称之为甲型病毒性肝炎，较常见；乙型病毒性肝炎，最常见；丙型病毒性肝炎，可见，但漏诊率较高；丁型病毒性肝炎，可见；戊型病毒性肝炎，偶见；己型病毒性肝炎，较罕见；庚型病毒性肝炎，罕见。

上述七种肝炎的感染途径有污染病毒食物的摄入，肝炎患者血液、体液（唾液、精液）传播及母婴垂直传播。所有共用不洁的餐具、厨具，生熟菜板（砧板）不分开；医源性注射消毒不严，注射或输液器具混用；不洁的外科、口腔科器械和敷料等消毒不严、混用；误用被污染的血液和血液制品；注射吸毒；有创伤的不洁接触；不洁性交；长期密切接触，且共用各种生活用具、床上用品以及水源和食物污染等都是导致病毒性肝炎的主要不良生活方式。产妇为乙肝病人，新生儿应在出生后24小时注射第1支乙肝疫苗，以后分别在第30天、第180天注射第2支、第3支乙肝疫苗。可防止新生儿患乙肝。

2. 与肝癌有关的不良生活方式

就肝癌的病因而言，比较重要的致病因素有以下四个方面。

① 病毒性肝炎（已前述，从略），肝硬化；

② 黄曲霉菌及其毒素污染的食品；

③ 饮水污染，即饮用具有致癌、促癌或致突变作用的物质（如六氯苯、苯并芘、多氯联苯、三氯甲烷等有机物）所污染的沟渠水、浅井水者，肝癌发病率明显偏高；

④ 其他因素，如长期饮酒，尤其是酗酒和吸烟会增加患肝癌的危险性，特别是增加乙型肝炎（HBsAg 阳性）患者患肝癌的危险性，家族遗传和家族聚集现象等；长期食用腌腊制品、熏制品、烧烤食品、油炸食品、霉变食品、高脂食品和过氧化食品。

3. 与脂肪肝有关的不良生活方式

脂肪肝分为酒精性与非酒精性两大类。多数脂肪肝病人有肥胖、长期大量饮酒或酗酒、长期服药（滥用激素）、糖尿病和高脂血症等既往史。嗜肥甘厚味、油腻食品；五谷杂粮、新鲜蔬菜等摄入量很少；高血压、高脂血症、高黏血症、冠心病、动脉粥样硬化症、糖尿病等未得到及时而有效的控制等。

4. 酒精性肝病（炎）相关不良生活方式

长期大量饮酒或酗酒，特别是烈性酒，会对肝脏产生直接毒害作用，并引起肝脏的一系列病变。所以戒酒和调整饮食成分如给予富含饱和脂肪酸的饮食可使病情减轻；中链脂肪酸甘油三酯易于氧化，可减少肝内脂肪蓄积。富含膳食纤维的饮食可减轻或阻止脂肪肝和纤维化的发生；胆碱、蛋氨酸有助于病情缓解；伴有肝功能异常的患者，可给予保肝降酶治疗。

5. 与肝内胆汁淤积相关的不良生活方式

肝内胆汁淤积的病因包括肝炎、妊娠、药物、饮酒史、胆系或胰腺手术史、细菌感染、伴有其他相关疾病如自身免疫性疾病（如合并艾滋病）和静脉高营养等。不节制的饮酒史和不良的生活方式、习惯是诱发本病的病因之一。

6. 诱发肝硬化的不良生活方式

肝硬化病人多有乙型、丙型或丁型病毒性肝炎病史，或有酗酒、血吸虫病、长期严重营养不良、长期肝脏淤血、肝豆状核变性、遗传性血色病、肝外胆管梗阻、肝内小胆管非化脓性病变等。而诱发肝硬化的不良生活方式有前述的病毒性肝炎、酒精性肝炎、肝内胆汁淤积、脂肪肝等的不良生活方式，如长期饮酒或酗酒，高脂饮食，吃五谷杂粮和蔬菜等食物过少等。所以针对病因，应积极防治病毒性肝炎、高脂血症、血吸虫病以及心力衰竭等；应进食易消化、高营养、高维生素、低脂肪饮食，应戒酒，避免鱼刺、碎骨头扎破曲张的食管静脉引发大出血，吃饭时应细嚼慢咽，不要狼吞虎咽；注意饮食卫生，防止误食被污染或腐败变质的食物。

7.诱发肝性脑病的不良生活方式

大部分肝性脑病是由各型肝硬化（以肝炎后肝硬化最多见）引起的，而氨代谢紊乱引起的氨中毒是肝性脑病，特别是门体分流性脑病的重要发病机制。肝性脑病时血氨增高的原因既可是外源性的，如摄入过多含氨的食物（蛋白质）或药物在肠道内转化为氨，也可以是内源性的，如肾病氮质血症时，血中大量尿素弥漫入肠腔，转变为氨，再进入血液等。由于肝病患者大脑对有害物质的耐受力下降，所以在发病开始数日内不能食用含蛋白质丰富的鱼类、肉类、蛋类食物，以免血氨升高；也不能耐受麻醉、止痛、催眠、镇静等药物，如使用不当，则容易出现昏睡，甚至昏迷。所以，肝性脑病患者的饮食和用药一定要在专科医师指导下进行，不能随意进食含蛋白质和脂肪丰富的各种食物，更不能乱用神经系统药物。

四、如何早期发现肝脏疾病

1.肝脏触诊

正常成人肝脏一般摸不到，但腹壁松软或体形瘦的人，深吸气时在右肋缘下约1厘米以内、在剑突下3厘米以内可触及肝脏下缘，质软，表面光滑，无压痛。如肝下缘超过上述标准，肝上界正常或升高，则提示肝肿大；若肝上界相应降低，则为肝下移。肺气肿、右侧胸腔积液及腹壁松弛、内脏下垂等可致肝下移。肝肿大分为弥漫性或局限性。弥漫性肝肿大常见于肝炎、肝淤血、血吸虫病。局限性肝肿大常见于肝脓肿、肝肿瘤、肝囊肿，需结合影像学检查，如B超检查、CT检查或磁共振检查（MRI）等进一步评估、诊断。

2.常见几种肝脏疾病的临床表现

为节省篇幅，避免重复，病毒性肝炎、肝癌、肝性脑病、肝内胆汁淤积、酒精性肝病（炎）、脂肪肝、肝硬化等常见肝脏疾病的临床表现参见本书后述。

第二章　病毒性肝炎

一、病毒性肝炎简介

病毒性肝炎是我国最常见的传染病。其感染途径为污染肝炎病毒食物的摄入（经口传播）、肝炎患者血液（血液传播）、体液（唾液、精液等）传播及母婴垂直传播。此外，尚有人提出蚊虫等叮咬因素，但未被公认。目前已发现7种肝炎病毒所致的肝炎，分别称之为：甲型病毒性肝炎，简称甲肝，其病原为甲肝病毒（HAV）；乙型病毒性肝炎，简称乙肝，其病原为乙肝病毒（HBV）；丙型病毒性肝炎，简称丙肝，其病原为丙肝病毒（HCV）；丁型病毒性肝炎，简称丁肝，其病原为丁肝病毒（HDV）；戊型病毒性肝炎，简称戊肝，其病原为戊肝病毒（HEV）；己型病毒性肝炎，简称己肝，其病原为己肝病毒（HFV）；庚型病毒性肝炎，简称庚肝，其病原为庚肝病毒（HGV）。

上述病毒性肝炎中，甲肝和戊肝多为急性发病，经及时而有效的治疗，一般可在7周～4个月内治愈。其他多为慢性发病，或不易早期发现、早期诊断和治疗。乙肝发病初（早）期若未被发现、诊断和及时有效地治疗，病程迁延反复，可导致肝硬化，也是肝癌最常见的原发病变。我国乙肝的人均发病率在10%～15%，慢性乙型肝炎约1.7亿人。丙型、丁型、己型、庚型病毒性肝炎虽有文献报道，其中丙肝发病呈上升趋势，漏诊率较高，但在临床均相对少见。

据临床观察，病毒性肝炎除急性发病者出现乏力、黄疸、胃肠不适、低热症状外，慢性病例早期常无特殊症状。因此，每年1次健康体检和病毒学血清标志物检测十分重要，有助于早期诊断、及时有效治疗和评估病情进展情况。

二、病毒性肝炎防治原则

根据临床分类，病毒性肝炎可分为急性、慢性、淤胆型和重型及肝炎后肝硬化等，应辨证防治。

1.急性肝炎治疗原则

（1）**休息** 卧床休息至症状基本缓解、黄疸消退，恢复期可逐渐增加活动量。成人急性乙型肝炎一般为自限性疾病，约90%以上病人经过充分休息后，适当营养均衡清淡饮食和一般护肝药治疗即可痊愈。甲肝病人多于3个月内康复，病后免疫可维持终生。

（2）**饮食** 均衡营养，以清淡易消化的食物为主，补充维生素和足够热量。不能进食者，可静脉输注葡萄糖注射液、复方氨基酸（肝安）注射液等。可选用相宜的食疗和药膳食谱（后述）。

（3）**对症选用抗病毒药、辅助保肝（治疗）药** 可酌情选维生素B、维生素C等；护肝药如甘草甜素制剂；中成药退黄疸、降转氨酶，如龙胆泻肝丸（颗粒、胶囊、片）、菌栀黄注射液等清胆利湿剂。属淤胆型、重型肝炎者，应按淤胆型和急性重型肝炎治疗。

2.慢性肝炎治疗原则

（1）**休息** 注意适当休息，在病情好转后，应动静结合、劳逸结合。恢复期逐渐增加活动量，但要避免过劳。

（2）**饮食** 宜高蛋白饮食，但勿摄食过量，以免发生脂肪肝。应戒酒。

（3）**改善肝功能** ①轻中度病人可服用维生素B、维生素C和护肝药1～2种；②有重症肝炎倾向时，应注意支持治疗，包括高能量、纤维蛋白原降解产物（FDP）、人血白蛋白、输血；③消退黄疸、降低升高的转氨酶等。

（4）**免疫调节药治疗** 可酌情选用胸腺肽、香菇多糖、猪苓多糖及中成药乙肝灵丸、乙肝清热解毒颗粒、乙肝宁颗粒等辅助治疗慢性乙型肝炎。

（5）**抗病毒药物的应用** 在伴有乙肝、丙肝病毒活跃复制或有重叠感染时，可考虑对症慎用干扰素α2b、利巴韦林（丙肝）、拉米夫定、恩替卡韦等。

3.淤胆型肝炎的治疗原则

（1）**一般治疗** ①卧床休息，2～3级护理；②高蛋白、高维生素、低脂清淡饮食；③禁止饮酒。

（2）**对症治疗** ①维生素K_1。在血清总胆红素降至85微摩/升之前，应每日给予10～20毫克肌注。②止痒。皮肤瘙痒者，按程度可给予止痒酒精（皮肤外搽）、氯苯那敏、西替利嗪、花蛇止痒胶囊等抗过敏治疗。③有消化道症状者，应对症补液，纠正水、电解质失衡，还可用止呕吐药物等。④对低蛋白血症者，给予人血白蛋白，每周20～30克，静脉滴注。⑤对有腹水的病人，可慎用利尿药。⑥对肝硬化病人，可给予预防并发症（如出血、肝性脑病）的药物。⑦对黄疸消退较慢者，慎用地塞米松2.5～5.0mg，静脉注射，隔日1次；不能用激素者，可口服茴三硫（胆维他）片50毫克/次，每日3次。

4.重型肝炎治疗原则

（1）**一般治疗** ①卧床休息。②吸氧（持续或间断）。③昏迷或血氨升高者，限制口服蛋白质摄入量（30克/天）。④保证热量及液量：热量5.06～6.688兆焦/天（1200～1600千卡/天）；液量1200～1800毫升/天。维生素K₁ 20毫克，静脉滴注，1次/日。⑤对症支持疗法。酌情给予新鲜血浆200毫升/次，人血白蛋白10～20克/次，凝血酶原复合物400单位/次等。视病情每周用2～3次；维持水、电解质平衡；或支链氨基酸注射液（肝安）250ml，静脉缓慢滴注，可1～2次/日，或每1～2天输注1次。⑥长效干扰素与利巴韦林合用是丙肝治疗的一线方案。并推荐丙肝基因1型患者疗程为48周，2型、3型患者为24周。

（2）**促进肝细胞修复和再生的治疗** ①促肝细胞生长素，用于重型肝炎（病毒性肝炎、肝功能衰竭早期或中期）、慢性肝炎活动期、肝硬化的综合治疗。可口服，一次20～150毫克，1～3次/日，3个月为1个疗程，可连续使用2～4个疗程；或肌内注射，一次20～40毫克，2次/日；或静脉滴注，将本品80～120毫克加入10%葡萄糖注射液中，1次/日，一般1个月为一个疗程，或遵医嘱。②尚可选用谷氨酸钾、多烯磷脂酰胆碱、还原型谷胱甘肽、硫普罗宁、门冬氨酸鸟氨酸、葡醛内酯等。

（3）**抗病毒与免疫调节药物** 可对症选用复方甘草甜素、甘草酸二铵（甘利欣）、苦参素、胸腺肽等。

（4）**治疗合并症** 积极治疗肝性脑病、消化道出血、腹腔感染、肝肾综合征等。

5.肝炎后肝硬化治疗原则

（1）**一般治疗** ①休息。静止期适当运动，活动期以休息为主。②饮食。少渣、高热量、高维生素、高蛋白、低脂软食为主。戒酒。

（2）**支持及护肝疗法** 可酌情对症选用支链氨基酸、人血白蛋白、多烯磷脂酰胆碱以及维生素B、维生素C等。

（3）**抗纤维化** 可试用秋水仙碱1mg/次，1次/天；软消片，4片/次，一日3次，疗程3个月。

（4）**抗腹水治疗** 遵医嘱。

6.病毒性肝炎预防措施

（1）养成良好的卫生习惯，注意个人卫生。如饭前、便后、接触了污染的物品，用手拿取食物（水果）之前都应先洗净双手；保证餐具、厨具、茶具无细菌、病毒等微生物污染，每次用后彻底清洗，定期彻底消毒（公共食堂、饭堂、酒店的餐具在餐后清洗干净后，均应每餐后进行彻底消毒）；牙刷、毛巾、指甲刀、洗脸盆等都应个人单独使用。注意凉（拌）菜等食品卫生。

（2）保障血液制品、各种输液、针剂、注射用具等无污染、安全有效，提倡使用一次性医疗用品。保持环境卫生。医院病房定期彻底消毒。

（3）大力推广无污染绿色健康食品（农作物）。

（4）定期健康体检　包括定期查肝功能，做乙肝病毒血清标志物（"两对半"或"三对半"等）检查，若全部为阴性，应该及时注射乙肝疫苗。

（5）父母与子女、夫妻间家庭密切接触和母婴间要严格防止传播，必要时可用肝炎疫苗或肝炎丙种球蛋白加以阻断（传播途径）。可进行被动免疫或人工主动免疫。

（6）病毒性肝炎病人，未住院之前，在家里的各种排泄物、分泌物以及使用过的衣物、用品等，都应彻底消毒，防止传播。

① 排泄物。如果是比较稠的呕吐物、排泄物1份，则应加10%～20%含氯石灰（漂白粉）乳剂2份；如果比较稀则应加1/5份漂白粉（干粉），搅匀，放置2小时后才能处理（倒垃圾桶或厕所）。

② 便器、厕所。肝炎病人使用过的大小便器，可用3%漂白粉澄清液或2%次氯酸钠溶液浸泡1小时；厕所宜用2%次氯酸钠溶液喷雾，或撒生石灰粉消毒。

③ 衣物、书籍。纯棉制品衣服、被褥等，可煮沸（100℃）15～20分钟；或流通蒸汽高压消毒30分钟；或强日光暴晒4～6小时。不耐热的毛毯、纯毛制品，书籍、人民币、票证、手表等，可用环氧乙烷0.4千克/立方米，或用甲醛（福尔马林）100毫升/立方米密闭熏蒸消毒。

④ 门窗、地板及人居环境，公用设施如电话、桌椅等，均可用0.5%二氯异氰尿酸钠（优氯净）溶液，或3%漂白粉澄清液，或2%过氧乙酸水喷雾消毒；尚可用0.7%消洗灵（氯化磷酸三钠）水喷雾消毒或擦拭消毒。

（7）保护易感人群　分主动免疫和被动免疫。

① 预防甲型病毒性肝炎。主动免疫，适用于幼儿、儿童及血清抗HAVIgG阴性者，可接种甲型肝炎减毒活疫苗或灭活疫苗；被动免疫，在暴露后2周内注射免疫球蛋白，常用量0.02毫升/千克，肌内注射，保护率可达85%。

② 预防乙型病毒性肝炎。主动免疫，当乙肝病毒血清标志物（俗称"两对半"）阴性时，主要适合于新生儿、婴儿和青少年易感人群，分别于0、1、6个月接种乙肝疫苗5微克，免疫力可持续相当长的时间，当乙肝表面抗体（抗-HBs）效价低于10单位/毫升时，应加强免疫。正常高危人群如感染科医护人员可肌注乙肝免疫球蛋白被动免疫。

③ 预防丙型病毒性肝炎。目前正在临床试用的疫苗包括重组丙肝病毒HCVE$_1$、HCVE$_2$疫苗，DNA疫苗，多肽疫苗等，尚未在临床推广应用。

④ 预防丁型病毒性肝炎。对未感染乙肝病毒（HBV）者，可接种乙肝疫苗，

也能安全有效地预防丁型肝炎。对乙肝病毒感染者，严格筛选供血者，控制医源性感染（如注射、针刺、创伤性操作、输血及血制品）对于防止丁型肝炎病毒（HDV）的传播有重要意义。

⑤ 大肠杆菌和杆状病毒表达的戊型肝炎重组蛋白疫苗、衣壳蛋白疫苗等已进入临床实验，核酸疫苗尚在研制并成功进行了动物实验，有望保护易感人群。

三、乙型病毒性肝炎

1.西医识乙型病毒性肝炎

乙型病毒性肝炎简称乙肝，其传染源主要是乙肝病毒（HBV）携带者和急慢性乙肝病人，传染性的强弱主要与病毒复制指标如血清乙肝e抗原（HBeAg）、脱氧核糖核酸乙肝病毒（HBV-DNA）和脱氧核糖核酸聚合酶（DNA聚合酶）是否阳性有关。

乙肝主要通过血液和密切的日常生活接触传播。通过血液途径传播主要是注射（打针），包括预防注射、药物注射、输血及血液制品，意外被污染针头刺伤、针刺、采血、文身、注射毒品等。其余如牙刷、刮脸刀片（剃须刀）、口腔科操作过程中带有微量血液的飞沫以及其他手术及接触血液等，均有传播本病的可能。

由于患者的唾液、精液、乳汁、汗液、血性分泌物均可检测出乙肝s抗原（HBsAg），故生活上的密切接触，包括餐饮和性生活，也是乙肝病毒的重要传播途径之一。

母婴传播（垂直传播）亦是重要的传播途径之一。其中仅有小部分（5%～15%）是通过胎盘传播的宫内感染，而大部分是在分娩过程中被感染的。故新生儿在出生后24小时注射乙肝疫苗是非常必要的，以后隔1个月和第6个月再接种乙肝疫苗，则预防发病。

此外，对昆虫叮咬传播乙肝病毒感染，目前尚无确切的流行病毒学证据。

目前国内外乙肝指南推荐的一线抗病毒药物为替诺福韦和恩替卡韦。

2.中医识乙型病毒性肝炎

中医将乙型病毒性肝炎分为以下几种类型。

（1）热毒内伏，治宜解毒祛邪、清热利湿、凉血活血、利胆理气、芳香化浊，重用解毒祛邪之品。常用综合方药，可选茵陈、白花蛇舌草、山豆根、土茯苓、虎杖、板蓝根、大黄、蒲公英、灵芝、女贞子、五味子、生地黄、菟丝子、柴胡、黄芪、丹参、甘草等。

（2）毒热蕴结、肝郁脾虚所致的胁痛、腹胀、乏力、便干、尿黄，治宜清热解毒、疏肝健脾。可用大黄、贯众、柴胡、茵陈、白芍、黄芪、甘草等组成的方剂或成药（如乙肝灵丸、颗粒、片剂）。

（3）肝胆湿热所致的肝区热痛、全身乏力、口苦咽干，头晕耳鸣、心烦易怒、大便干结、小便少而黄、舌苔黄腻、脉滑数或弦数，治宜清热解毒、疏肝利胆。可用贯众、土茯苓、黄芩、胡黄连、黄柏、重楼、黑矾组成的方剂或成药（如乙肝解毒胶囊）。若兼有黄疸或无黄疸、发热或低热、口干或苦、口黏臭、厌油、胃肠不适、舌红苔厚腻等，可用虎杖、白花蛇舌草、野菊花、北豆根、拳参、茵陈、土茯苓、白茅根、茜草、蚕沙、淫羊藿、橘红、甘草组成的方剂或成药（如乙肝清热解毒颗粒、胶囊、片）。

（4）脾胃虚弱、血瘀阻络、湿热毒蕴所致胁痛、腹胀、乏力、尿黄者，宜用黄芪、丹参、茵陈、党参、白术、金钱草、制何首乌、白芍、茯苓、牡丹皮、川楝子、蒲公英、白花蛇舌草组成的方剂或成药（如乙肝灵颗粒）补气健脾、活血化瘀、清热解毒；还可选用乙肝养阴活血颗粒等。

（5）尚有乙肝属肝蕴湿热型（疫毒内侵）、肝郁脾虚型、肝肾阴虚型、脾肾阳虚型、气滞血瘀型之说。

3.临床表现

乙型肝炎病毒（HBV）感染的潜伏期为30～160天，多为60～90天，临床类型呈多样化，可表现为急性肝炎、慢性肝炎、重型肝炎、淤胆型肝炎或HBV慢性携带者。乙肝病人均有HBV感染史。

（1）急性乙型肝炎 根据临床有无黄疸，可分为急性黄疸型和急性无黄疸型。

① 急性黄疸型肝炎。在黄疸前期，患者可表现为发热，一般持续3～7天，伴有全身高度乏力、不适、食欲不振、恶心、呕吐、上腹部饱胀，易被误诊为"感冒"。黄疸前期一般延续数日至2周。随后进入黄疸期，其尿色逐渐加深，呈浓茶样，巩膜及皮肤发黄。部分病人大便颜色变浅，淤胆者更显著，可有皮肤瘙痒，黄疸出现后，发热多已消退，食欲缺乏、恶心、呕吐等症状逐渐减轻；肝大至肋下1～2厘米，可有脾轻度肿大，黄疸期约持续2～6周。进入恢复期后，黄疸逐渐消退，症状消失。肝、脾肿大逐渐回缩，可恢复正常，整个病程为2～4个月。

② 急性无黄疸型肝炎。除无黄疸外，与黄疸型乙肝相似，但症状较轻，不易被早期诊断，病情迁延者可以发展为慢性乙型肝炎。

（2）慢性乙型肝炎 临床症状呈多样性，轻者可无症状，重者出现纳差、恶心、呕吐、腹胀、全身乏力和黄疸等。可有肝脾肿大、肝病面容、肝掌和蜘蛛痣，可有出血倾向、内分泌紊乱等。肝功能检查如谷丙转氨酶（ALT）、谷草转氨酶（AST）、球蛋白、胆红素反复或持续升高，A/G比例倒置，凝血酶原时间延长，外周血白细胞、血小板减少等。少数病人可伴有全身性疾病，如肾炎、贫血、多发性神经炎等。

（3）**重型肝炎** 多见迅速加深的黄疸，凝血酶原活动度明显降低（＜40%），可有肝性脑病，可表现为急性、亚急性和慢性重型乙型肝炎。

（4）**淤胆型肝炎** 临床较多见，起病类似黄疸型肝炎，但乏力和消化道症状较轻，主要表现为肝内胆汁淤积，大便色浅，皮肤明显瘙痒，黄疸较重，尿色呈深茶色。尿胆红素强阳性，而尿胆原和尿胆素却减少和消失。血清总胆红素明显升高，以直接胆红素升高为主，血清碱性磷酸酶（ALP）、γ-谷氨酰转肽酶（γ-GT）明显升高。血清胆固醇升高，但凝血酶原活动度（PTA）正常。B超显示肝内、外胆管不扩张，无胆囊肿大。病程多在3周以上。

（5）**慢性HBsAg（乙肝表面抗原）阳性者** 常无自觉症状，无肝脏及脾脏肿大，肝功能正常（或仅有转氨酶轻度升高）。

（6）**乙型肝炎"二对半"与临床病型及传染性的关系** 参见表2。

表2 乙型肝炎"二对半"与临床病型及传染性的关系

临床病型	表面抗原（HBsAg）	表面抗体（抗-HBs）	e抗原（HbeAg）	e抗体（抗-HBe）	核心抗体（抗-HBc）	传染性
① 潜伏期 ② 急性早期	+	－	+	－	－	强
① 急性肝炎 ② 慢性肝炎活动期 ③ 慢性乙肝病毒携带者	+	－	+	－	+	强
① 急性肝炎后期 ② 慢性肝炎 ③ 慢性乙肝病毒携带者	+	－	－	－	+	弱
① 急性肝炎恢复早期 ② 慢性肝炎 ③ 慢性乙肝病毒携带者	+	－	－	+	+	弱
① 急性肝炎恢复后期 ② 慢性肝炎恢复期	－	+	－	+	+	弱或无
① 急性肝炎恢复后期 ② 慢性肝炎	－	－	－	+	+	弱或无
重症肝炎	－	+	+	－	+	强

肝病 食疗用药看这本就够了

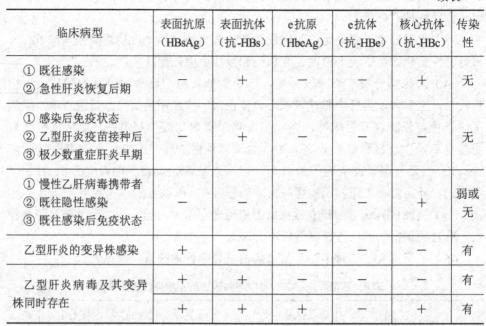

临床病型	表面抗原（HBsAg）	表面抗体（抗-HBs）	e抗原（HbeAg）	e抗体（抗-HBe）	核心抗体（抗-HBc）	传染性
① 既往感染 ② 急性肝炎恢复后期	−	+	−	−	+	无
① 感染后免疫状态 ② 乙型肝炎疫苗接种后 ③ 极少数重症肝炎早期	−	+	−	−		无
① 慢性乙肝病毒携带者 ② 既往隐性感染 ③ 既往感染后免疫状态	−	−	−	−	+	弱或无
乙型肝炎的变异株感染	+		+			有
乙型肝炎病毒及其变异株同时存在	+ +	+	+		+	有

其他以下实验室检查（有条件时）项目结果，有助于明确诊断和指导防治工作：①常规检查；②肝功能检查；③血清HBV标志物的检测（见表3）；④血清HBV-DNA的检测；⑤肝组织学检查；⑥影像学检查等。

表3　乙肝病毒（HBV）血清标志物与乙型病毒性肝炎临床病型

HBV血清标志物	急性乙型肝炎	HBV感染恢复期	慢性乙型肝炎	非活动携带者	隐匿性乙型肝炎
表面抗原（HBsAg）	+	−	+	+	−
表面抗体（HBsAb）（抗-HBs）	−	+	−	−	− / +
e抗原（HBeAg）	+		+ / −	−	− / +
e抗体（HBeAb）（抗-HBe）			− / +	+	− / +
核心抗体（HBcAb）（抗-HBc）	+	+	+	+	− / +
脱氧核糖核酸乙肝病毒（HBV-DNA）	+		+，≥105拷贝/毫升	+，＜105拷贝/毫升	+

4.用于乙型病毒性肝炎的西药

（1）急性病毒性乙型肝炎可补充维生素B、维生素C，不能进食者，可给予输注葡萄糖注射液；有明显消化道症状和黄疸者，可静脉输注复方甘草甜素注射液（强力宁）80～120毫升/天，或甘草酸二铵注射液（甘利欣）150毫克/天，对减轻症状、改善肝功能和消除黄疸有较好疗效。乙肝一线抗病毒药为替诺福韦和思替卡韦。

（2）慢性病毒性肝炎用西药

① 抗病毒药。目前应用于抗乙肝病毒的药物主要有干扰素和核苷类似物两大类。已批准用于慢性乙型病毒性肝炎治疗的核苷类似物有拉米夫定、阿德福韦，已用于临床的尚有恩替卡韦和L-脱氧胸腺嘧啶（LdT）。

干扰素 是一类在同种细胞上具有广谱抗病毒活性的蛋白，其活性的发挥又受细胞基因的调节和控制，涉及核糖核酸（RNA）和蛋白质的合成。用于包括乙型病毒性肝炎在内的病毒性肝炎，临床应用重组人干扰素α1b，一次肌内或皮下注射30～50微克，隔日1次，疗程为4～6个月；或重组人干扰素α2a，一次皮下注射500万单位，一周3次，共用6个月；或重组人干扰素α2b，其用法与α2a相同；或重组干扰素β，一次皮下注射300万～600万单位，疗程遵医嘱。

拉米夫定（贺普丁） 用于乙型肝炎病毒所致的慢性肝炎，成人口服100毫克，1次/天。HBeAg阴性慢性的乙型肝炎患者，用拉米夫定治疗1年后，HBV-DNA转阴率在39%～65%（PCR法），60%的病人有肝组织学的改善。但90%的病人在停药后出现复发。对干扰素治疗无应答的病人，再用拉米夫定治疗1年后，HBeAg血清转换率仍可达18%。临床已观察到乙肝病毒对拉米夫定易产生耐药性，停药后ALT易反跳（升高）。

替比夫定 用于乙肝病毒活动复制期伴转氨酶升高，成人慢性活动性肝炎患者。16岁以上每日口服1次0.6g，肾功能严重受损者可3～4日服1次。

阿德福韦 又名贺维力代丁。用于乙型肝炎病毒感染，人类免疫缺陷病毒（HIV）感染。成人口服治疗慢性乙型肝炎，一日1次口服10毫克。治疗48周后，肝组织改善率达64%。停药后也有引起HBV-DNA反跳及病情加重者。有建议与拉米夫定联合应用（隔日交替口服），待病情稳定后，再考虑是否停用拉米夫定。

恩替卡韦 又名博路定。适用于病毒复制活跃、血清转氨酶ALT持续升高或肝组织学显示有活动性病变的成人慢性乙肝病人的治疗。口服，每天1次，每次服0.5毫克。拉米夫定治疗时发生病毒血症或出现拉米夫定耐药突变的病人，推荐剂量为每天1次，每次服用1毫克，空腹时服用。恩替卡韦血清HBV-DNA转阴率高于拉米夫定，但停药后也可出现HBV-DNA和ALT反跳，只是发生率比拉米夫定组低。

替诺福韦（韦瑞德，替诺福韦酯） 用于慢性乙肝和HIV-r感染。12岁及以上（体重35kg或以上）者每日口服1次300mg，治疗48周或遵医嘱。

此外，临床抗乙肝病毒的新药还有L-脱氧胸腺嘧啶、依曲西他平、克拉夫定、β-L-氟-4-脱氧胞嘧啶等，均有待进一步的临床实验、总结和观察。前述抗乙肝病毒的药物无论是单用或联用，其远期疗效均相对有限。在决定治疗之前，需要考虑患者的年龄、体质或生理状态、肝病的严重程度等，权衡利弊。后述的中医药治疗，在护肝和控制乙肝病情、稳定病情等方面，与西药治疗可能有互补性。

② 肝病辅助治疗用西药。比较公认的有谷氨酸、联苯双酯、促肝细胞生长素、多烯磷脂酰胆碱（易善力、肝得健）、还原型谷胱甘肽、苦参素（苦参总碱）、硫普罗宁、门冬氨酸鸟氨酸、葡醛内酯（肝泰乐）、乳果糖、水飞蓟宾、甲硫氨酸维B_1、齐墩果酸、亮菌口服液以及托尼萘酸、香菇多糖等。现将临床慢性乙型病毒性肝炎辅助治疗用西药举例如下。

苦参素（苦参总碱） 有抑制乙肝HBeAg复制的作用，尚有利尿、退黄疸、清热解毒、降低转氨酶、改善肝炎症状之效。临床以150毫克加入5%葡萄糖注射液500毫升，缓慢静脉滴注。滴速过快可产生头晕、恶心等不良反应。孕妇不宜用。

多烯磷脂酰胆碱（必需磷脂、易善复、易善力、肝得健） 用于不同原因引起的脂肪肝、急慢性肝炎，包括肝硬化、肝性脑病及继发性肝功能失调。可口服和静脉注射，用法用量须遵医嘱。

此外，具护肝、改善肝功能的药物还有马洛替酯、辅酶A等，可对症选用。

5.乙型病毒性肝炎用中药

乙肝清热解毒颗粒（胶囊、片） 其药物组成为虎杖、白花蛇舌草、野菊花、北豆根、拳参、茵陈、土茯苓、白茅根、茜草、蚕沙、淫羊藿、橘红、甘草。功能：清肝，利胆，解毒。用于慢性乙型病毒性肝炎因肝胆湿热所致的胁痛、黄疸或无黄疸、发热或低热、口干苦或黏臭、厌油、胃肠不适、舌红苔厚腻、脉弦滑数。颗粒剂，开水冲服，一次2袋（20克）；或胶囊剂，口服，一次6粒（共2.4克），一日3次；或片剂，一次口服4～8片（1.2～2.4克），一日3次。

乙肝解毒胶囊 本品由贯众、土茯苓、黄芩、胡黄连、黄柏、大黄、重楼、黑矾等中草药精制而成。功能：清热解毒，疏肝利胆。用于乙型肝炎因肝胆湿热所致的肝区热痛、全身乏力、口苦咽干、头晕耳鸣、心烦易怒、大便干结、小便少而黄、舌苔黄腻、脉滑数或弦数。成人一次口服4粒（1克），一日3次；小儿酌减或遵医嘱。

乙肝宁颗粒 其药物组成为黄芪、丹参、茵陈、党参、白术、金钱草、制何首乌、白芍、茯苓、牡丹皮、川楝子、蒲公英、白花蛇舌草。功能：补气健脾，活血化瘀，清热解毒。用于慢性肝炎属脾气虚弱、血瘀阻络、湿热毒蕴证，症见胁痛、腹胀、乏力、尿黄等。一般用开水冲服，一次1袋（17克），一日3次；小儿剂量酌减。治疗慢性肝炎，以3个月为一个疗程。

乙肝灵丸 其药物组成为大黄、贯众、柴胡、茵陈、白芍、黄芪、人参、甘草。功能：清热解毒，疏肝健脾。用于毒热蕴结、肝郁脾虚所致乙型病毒性肝炎，症见胁痛、腹胀、乏力、便干、尿黄。成人一次口服2克，一日3次；小儿酌减。温开水送服。20～50天为一个疗程。

此外，尚可对症选用乙肝养阴活血颗粒、龙胆泻肝丸（颗粒、胶囊、片）、茵栀黄注射液、苦黄颗粒等，应仔细阅读药品说明书，咨询医药专业人员后方可使用。

四、甲型病毒性肝炎

1.西医识甲型病毒性肝炎

甲型病毒性肝炎（简称甲肝）是一种由甲型肝炎病毒（HAV）引起的急性肠道传染病。主要经粪-口途径传播，日常生活接触是散发性发病的主要传播方式，食入被HAV污染的水源、食物是暴发性流行的最主要传播方式，如1988年上海甲肝大流行，就是食用了被HAV污染的启东毛蚶（生食、半熟食、未熟透食）而引起的。由于人、猴可交叉感染，HAV可通过人-猴接触而传播。偶有误输HAV污染的血液、注射（注射吸毒）等因素而发病者。因外科手术、牙科手术而发病者罕见。

甲肝发病者以儿童和青少年较多见。临床特征为食欲减退、恶心、呕吐、疲乏无力、肝肿大以及肝功能异常，部分病例有发热、黄疸，无症状感染者甚为常见。甲肝病程呈自限性，无慢性化，引起急性重症肝炎者极为少见。20世纪90年代初期应用于临床的甲肝灭活疫苗研制成功，甲肝流行已得到有效控制。

2.中医识甲型病毒性肝炎

早在公元前8世纪就有类似甲肝临床表现的病例记载，但一直认为"流行性黄疸"属"黄疸"的范围。以目黄、身黄、小便黄为特征。黄疸型传染性肝炎，多因七情所伤、饮食不节，以致肝失条达、脾失健运，湿热毒邪乘虚入侵肝胆，胆汁外溢，郁于血分而发黄疸，也有因脾阳不运、湿邪内阻而发黄疸的。

无黄疸型肝炎属于中医学"胁痛""郁证""肝胃气痛""湿病""积聚"的范围，以恶心、胁痛、脘腹胀满、身体倦怠为特征。主要由肝脾不和所引起。

3.甲型病毒性肝炎的临床表现

甲肝病毒感染潜伏期为15～45天，平均1个月左右。感染后可表现为隐性感染、亚临床感染或临床感染，后者多为急性黄疸型肝炎，部分为急性淤胆型肝炎，偶可发展为重型肝炎，病程一般呈自限性，无慢性化。病情轻重与年龄有关，年龄越小，症状相对较轻，小于1岁和5岁的甲肝病毒感染者，无症状的比例分别为99%、90%；15岁的甲肝病毒感染者，有临床症状者达24%。

（1）**急性黄疸型**　总病程1～4个月，偶有超过6个月者，但不会超过1年。在前驱期3～7日，多以发热起病，随后全身无力、纳差、厌油、恶心、呕吐，可伴有上腹部不适、腹痛、腹泻、尿色渐深，至期末呈浓茶状。部分病例以发热、上呼吸道症状等为主要表现。少数病例有关节酸痛，皮疹，荨麻疹，肝脏轻度肿大伴触痛、叩击痛，血清转氨酶升高。到黄疸期（2～6周），自觉症状有所好转，发热减退，但尿色继续加深，巩膜、皮肤黄染，约于2周内达高峰。部分患者可有大便颜色变浅、皮肤瘙痒、心动过缓等。肝可明显肿大，部分病例的脾也轻度肿大，血清胆红素和转氨酶（ALT）明显升高。恢复期长达1～2个月，黄疸逐渐消退，症状减轻直至消失，肝脾回缩，肝功能逐渐恢复正常。

（2）**急性无黄疸型**　类似于急性黄疸型前期，但多无发热，以乏力和消化道症状为主，无黄疸，但血清转氨酶（ALT）明显升高。

（3）**亚临床型**　较多见，症状较轻，仅有乏力、食欲减退，无黄疸，可有肝肿大、血清转氨酶异常升高。

（4）**隐性感染**　多见于儿童，一般无症状和体征，ALT正常；但实验室检查有血清抗HAVIgM（甲肝病毒M抗原）阳性，粪便中检出甲肝病毒（HAV）。

（5）**急性重型**　极少见但病死率高。多发生于40岁以上。50岁以上急性重型肝炎患者，如不接受肝移植手术，则很难存活。

（6）**急性淤胆型**　发病3周后黄疸常达高峰，血清总胆红素＞171微摩/升以上，约2/3患者可达342微摩/升以上，直接胆红素占总胆红素的比例多数超过60%，而ALT仅轻中度升高。多数患者皮肤瘙痒、粪便颜色变浅、肝肿大，黄疸期2～4个月，约1/5病例超过4个月，但预后良好。此型为急性黄疸型肝炎的特殊形式，为肝内胆汁淤积，黄疸较深，持续时间较久，而消化道症状轻，肝损害不明显。

（7）**甲型肝炎复发**　少数甲肝治愈者可在首次发病后4～15周复发，症状、体征、生化学异常均比首次发作轻，复发可不止1次，一般不会转为慢性。

（8）**诊断要点**　①有流行病学资料；②有上述临床表现；③血清学诊断，如果血清中抗HAVIgM抗体阳性和急性期、恢复期双份血清HAVIgG抗体有4倍以上升高，或粪便中检测HAV抗原或发现HAV颗粒，或HAV-RNA阳性，结合流行病学和临床资料，均可确诊甲型病毒性肝炎。

4.甲型病毒性肝炎用西药

目前，尚无治疗甲肝的特效西药，以卧床休息和对症治疗为主。保肝药物有谷氨酸钾、联苯双酯、多烯磷脂酰胆碱注射液或胶囊剂（肝得健、易善复、易善力）、还原型谷胱甘肽、苦参素（苦参总碱）、硫普罗宁、门冬氨酸鸟氨酸、葡醛内酯（肝泰乐）、乳果糖、双环醇、甲硫氨酸维B_1、亮菌素及利胆药熊去氧胆酸等。对于较重的急性黄疸型肝炎，恶心、呕吐等临床表现明显且黄疸较重者，可应用复方甘草甜素（苷力康、美能、甘草酸一铵复方胶囊剂），每1毫升含甘草酸单胺1.8～2.20毫克、盐酸半胱氨酸1.45～1.65毫克、甘氨酸18.0～22.0毫克；一日一次，可用80～100毫升加入10%葡萄糖注射液500毫升中，缓慢静脉滴注。胶囊剂1次口服1～2粒，每日口服2～3次，或遵医嘱。甘草酸二铵亦有相似效果，一次口服150毫克，每日服3次；或一次用150毫克（30毫升）加入10%葡萄糖注射液250毫升中，缓慢静脉滴注，每天1次。同时补充足量的维生素B、维生素C、维生素K等。对于急性淤胆型肝炎，上述治疗效果较差时（或无效），可酌情用少量糖皮质激素（地塞米松、氢化可的松、泼尼松、甲泼尼龙等之一种）治疗，病情控制后须逐量递减撤药。急性重型肝炎的治疗详见乙型肝炎。

5.甲型病毒性肝炎用中药

（1）**湿热蕴结，胆汁外溢**　主症为身目发黄，色鲜明，发热、心烦、恶心、呕吐，食欲不振，尿黄短少，舌苔黄腻，脉弦数。

热重于湿者，兼见口渴、便燥，宜清热利湿、通泄瘀热。可选用茵陈蒿汤加味：茵陈30～50克，栀子12～15克，大黄5～8克，黄芩10克，板蓝根30～50克。剂量可随症加减。煎汤，每日分3次空腹饮温汤，10天为1个疗程。视黄疸消退情况，可连用2～3个疗程。

湿重于热者，兼见头身沉困、腹满便溏，宜利湿化浊、清热利胆。可选用茵陈五苓散加减：茵陈30～50克，茯苓15～18克，白术12～15克，猪苓10克，泽泻10克，藿香15～18克，陈皮10克，六一散12～15克。剂量可随症加减。煎汤，每日分3次空腹饮温汤，10天为1个疗程。可酌情连用2～3个疗程。

（2）**湿困脾阳，胆汁外溢**　主症为身目发黄，色晦暗，食少脘闷，或见腹胀，大便溏软，神疲畏寒，四肢不温，舌质淡，苔白腻或白滑，脉沉细或沉迟。宜温化寒湿、健脾和胃，佐以利胆。可选用茵陈术附汤加味：茵陈30～50克，白术15～18克，附片（制）10克，干姜10克，茯苓15～18克，泽泻12～15克，甘草5～8克。煎汤，每日分3次空腹饮温汤，日服1剂。或遵医嘱。

（3）**急黄**　发病急骤，病情险恶，与西医"急性黄色肝萎缩"颇相似。主症为开始发热恶寒，随即出现全身黄染（甚则涕、泪、汗、唾液及小便均呈黑绿色），高热烦渴，胸满腹胀，衄血、便血或肌肤出现斑疹（皮下出血），烦躁不宁，甚则神昏谵语，舌质红绛，苔黄而燥或黄黑燥裂，脉弦滑而数。宜凉血解毒、清热救阴，佐以芳香开窍。可选用犀角散加减：犀角（水牛角代）粉10克、黄连7克，栀子10克，茵陈30～50克，生地黄25～30克，牡丹皮10克，玄参15～18克，菖蒲7克，至宝丹一丸（送服）。每日一剂。前8味中药饮片煎汤，取汁，分3次空腹饮温汁，其中1次将至宝丹一丸送下。

（4）无黄疸型传染性肝炎

① 湿热内蕴，脾胃不和。主症为胁痛闷胀，恶心厌油腻，食欲不振，乏力腹胀，尿黄而少，舌苔白腻或黄腻，脉滑数。宜健脾和胃、利湿清热。可选用金不换正气散加减：藿香15～18克，法半夏10克，厚朴10克，苍术10克，陈皮10克，川楝子10克，延胡索10克，茵陈25～30克，板蓝根25～30克，车前子10克（布包）。煎服，每日1剂。

② 肝脾失调，气郁血虚。主症为胁肋作痛、胸腹胀闷、食欲不振，疲乏无力，烦躁易怒，大便不实，舌苔薄白，脉沉弦。宜疏肝理气、健脾养血。可选用解郁养血汤为主方：柴胡10克，白芍12～15克，当归10克，白术15～18克，茯苓15～18克，甘草3～5克，生姜3～5克。煎汤服，每日1剂。

③ 肝郁脾虚，气滞血瘀。主症为胁肋胀痛或刺痛，串走或定着不移，面色晦暗，食欲不振，脘腹胀满，大便难，肝脾大，舌质暗淡、有瘀斑，苔薄，脉弦涩。宜疏肝健脾、化瘀通络。可选用膈下逐瘀汤加减：当归10克，川芎7克，赤芍15～18克，桃仁10克，延胡索10克，香附10克，枳壳7克，柴胡10克，甘草7克，白术10克。煎汤服，每日1剂。

④ 肝脾不调，水湿困阻。主症为胁下隐痛喜按，面黄无华，疲倦乏力，眩晕腹胀，食欲不振，大便溏稀，动则出汗，舌质淡胖，苔薄白滑，脉沉细无力。宜健脾柔肝、渗湿和中。可选用参苓白术散加减：党参12～15克，白术10克，茯苓10克，薏苡仁30～50克，山药10克，白芍10克，陈皮10克，莲肉12～15克，砂仁3～5克，五味子7克。煎汤服，每日1剂。有市售中成药，咨询医师、药师后，仔细阅读说明书服用。

⑤ 肝肾阴虚，气滞不运。主症为胁肋隐痛喜按，身倦乏力，眩晕耳鸣，失眠多梦，心烦急躁，腰腿酸痛，舌质红，苔薄少津，脉细数，四肢无力。宜养血柔肝、滋阴理气。可选用一贯煎加减：生地黄10克，全当归10克，白芍15～18克，女贞子10克，五味子10克，麦冬10克，川楝子10克，枸杞子10克。煎汤服，每日1剂。

（5）以下验方成药，供对症选用。

① 黄疸型肝炎。湿热蕴结，胆汁外溢。2方：茵陈、白茅根各30～40克，水煎服，日服1剂。茵陈五苓丸，每次服10克，日服2次。

② 无黄疸型肝炎。脾胃不和，湿热内蕴。2方：丹参、板蓝根、鲜茅根各30克，水煎服，日服1剂。加味保和丸，每服7克，日服2～3次。

③ 无黄疸型肝炎。肝郁脾虚，气滞血瘀。2方：舒肝丸，每服一丸，日服2

次。沉香舒气丸，每服2丸，日服2次。

④ 无黄疸型肝炎。肝脾失调，气郁血虚。1方：逍遥丸（解郁养血汤）；每服2～3钱，日服2～3次。

⑤ 无黄疸型肝炎。肝脾两虚，气血不足。2方：人参养荣丸，每服1丸，日服2次。黄精丹：每服2丸，日服2次。

⑥ 无黄疸型肝炎。肝肾阴虚，气滞不运。2方：河车大造丸，每服2丸，日服1～2次。大补阴丸，每服2丸，日服1～2次。

五、病毒性肝炎饮食原则

1.急性病毒性肝炎饮食原则

成人供给蛋白质每日100克左右，选用营养价值高的优质蛋白质，如牛奶及其制品、鸡蛋清等，也可用鸡（禽）肉、鱼类、牛瘦肉及猪瘦肉、兔肉等。多摄入富含维生素A（胡萝卜素）、B族维生素和维生素C的胡萝卜、南瓜和新鲜绿叶蔬菜；碳水化合物（米、面、五谷杂粮）每日供给量约300～400克；如食欲较好，则脂肪不宜过分限制。

少量多餐，每天可食4～5餐；不宜过饱，以免上腹部胀满不适。

限制产气易胀食物，如豆浆、炒（炖）黄豆；少食蔗糖、甜薯及其他产气食物；可适量饮服骨肉鲜菜汤。忌食辛辣刺激调味品。

禁止饮酒及含酒精的饮料。

尽量多吃富含维生素、膳食纤维素、矿物质和微量元素的新鲜蔬菜和水果，可适量服用蜂蜜及制品、用香菇等烹饪的菜肴。

根据病人食欲及饮食习惯，采用蒸、煮、烩、炖等烹调方法，忌用油炸、煎、滑熘等烹饪方法。

2.急性肝炎发病初期食谱

（1）**营养素构成** 蛋白质40～50克，碳水化合物200克，脂肪25～30克，热量7.5兆焦（1800千卡）。

（2）**食物成分及每日摄入量** 稻米210克，牛奶180克（毫升），鸡蛋1个（约50克）或豆腐100克，鱼类40克，砂糖40克，糖果30克，无害化绿色新鲜蔬菜（瓜类）约500克，薯类50克，水果（柑橘、猕猴桃等）200克，食用植物油（椰子油除外）约5克。

3.急性肝炎发病1～2周食谱

（1）**营养素构成** 蛋白质60～70克，碳水化合物360克，脂肪30～40克，热量8.36兆焦（2000千卡）。均为每日供应量。

（2）**食物成分和每日摄入量** 稻米280克，面包100克，牛奶180克，鱼类50克，鸡蛋1个（约50克），豆腐100克，豆酱20克，无害化新鲜绿色蔬菜（瓜类）约500克，薯类50克，砂糖20克，水果（柑橘、猕猴桃等）200克，食用植物油（椰子油除外）10克。

4.急性肝炎恢复期食谱

（1）**营养素构成** 蛋白质90克，碳水化合物380～400克，脂肪40克，热量9.614～10.032兆焦（2300～2400千卡）。

（2）**食物成分和每日摄入量** 稻米280克，牛奶180克，面包150克，全脂奶粉20克，肉类50克，鱼类80克，鸡蛋1个（约50克），豆腐100克，豆酱20克，薯类50克，砂糖20克，无害化新鲜绿色蔬菜（瓜类）约500克，水果200～400克，食用植物油（椰子油除外）20克。

5.慢性肝炎饮食原则

除前述急性病毒性肝炎相关的饮食原则外，主要注意以下几点：

① 高蛋白饮食每天供给蛋白质100～120克，如肝功能不全时，蛋白质应减量；限制油腻食品，每天限制脂肪摄入量以不超过50克为好，碳水化合物300～500克。

② 食用含胆碱和蛋氨酸丰富的食物，如燕麦、小米、牛奶、奶酪、酵母等食品，以防脂肪在肝内沉积。

③ 采用蒸、煮、烩、炖、熬等烹调方法，食品应细软、易消化；忌用油炸、煎、炒的烹制方法。忌用强烈调味品、浓肉汤及鸡汤、含乙醇的饮料。

④ 少量多餐，每天可食4～5餐。

六、急慢性肝炎食疗药膳方

黄花菜粥

主料 干黄花10克，稻米100克。

辅料 食盐或砂糖（供调味用）。

烹饪与服法 将黄花菜洗净、切段；将稻米淘洗干净后，加水约800毫升煮至七成熟，加入黄花菜煮熟成稠粥。微温时徐徐服下（可用盐或糖调味）。每日1剂，7～10天为1个疗程。

功效 清热，利肝胆，退黄疸。

适用人群 急性病毒性肝炎黄疸型，脾胃湿热小便淋沥者。

百变搭配 用去脂骨肉汤熬粥，可增加蛋白质含量，干品黄花15克与鲜品50～60克相当。

田基黄粥

主料　田基黄40克，粳米100克。

辅料　食盐或糖适量。

烹饪与服法　将田基黄40克（鲜嫩苗可用100～120克）用清水洗净，装入小纱布袋中，扎紧袋口后与淘洗干净的粳米共入锅内，注入清水800毫升，熬成稠粥后弃纱布袋，用盐或糖调味，微温时徐徐服下。每日1剂，7～10天为1个疗程。

功效　清热解毒，消肿散瘀，退黄疸。

适用人群　急性病毒性肝炎患者（包括黄疸型）。

百变搭配　用去脂骨肉汤熬粥，可增加蛋白质含量。

茵陈粥

主料　茵陈30克，粳米100克。

辅料　白糖少许。

烹饪与服法　将茵陈用清水洗去浮尘后，装入小纱布袋内，扎紧袋口后与淘洗干净的粳米共入锅内，加水800毫升，熬成烂稠粥，弃纱布袋，加糖调味后，微温时徐徐服下。7～10日为1个疗程。

功效　清热，利湿，消退黄疸。

适用人群　急性黄疸型病毒性肝炎。

百变搭配　虎杖可代替茵陈。去脂骨肉汤可代替清水熬粥。

五味子糯米粥

主料　五味子30克，糯米100克。

辅料　去脂骨肉汤800毫升，食盐或糖少许（调味用）。

烹饪与服法　将五味子用清水洗去浮尘，装入纱布袋内，扎紧袋口，与淘洗干净的糯米共入锅内，注入去脂骨肉汤，小火熬成烂稠粥，去纱布药袋后，加盐或糖调味，微温时徐徐服下。7～10天为一个疗程。

功效　降转氨酶，促进睡眠。

适用人群　急性肝炎病人转氨酶明显升高并有失眠者。

百变搭配　服用本方时，尽可能同时服食用新鲜蔬菜烹饪的菜肴。在纱布袋内加柏子仁10克、夜交藤10克，可增强安神志、促睡眠之效。

薏苡仁土茯苓粥

主料　薏苡仁50克，土茯苓20克，粳米100克。

辅料　去脂骨肉汤1000毫升，食盐或糖适量。

烹饪与服法 土茯苓用清水洗去浮尘后，装入小纱布袋中；薏苡仁和粳米分别淘洗干净后，共入锅内，注入去脂骨肉汤，小火熬成烂稠粥，弃纱布药袋。加盐或糖调味，微温时徐徐服下。7～10天为一个疗程。

功效 清热去湿，健脾和胃。

适用人群 急性黄疸型、无黄疸型肝炎及慢性肝炎轻度水肿者。

百变搭配 方中加怀山药30克，可增强护肝养胃功效。

荸荠鸡蛋粥

主料 荸荠100克，鸡蛋1个（约50克），粳米100克。

辅料 去脂骨头汤800毫升，莴笋叶100克，盐少许。

烹饪与服法 荸荠洗净后去皮，打碎；粳米淘洗干净后，共入锅内，注入骨头汤，小火熬粥30分钟，加入洗净切碎的莴笋叶，煮沸3分钟后，打入鸡蛋，搅散，再煮沸1分钟，可用盐调味。微温时徐徐服下。每日1剂，10～15天为1个疗程。

功效 清热，利湿，和中，益气，调节胃肠功能。

适用人群 急性病毒性肝炎属湿热伴有黄疸者。

百变搭配 可用糯米代替粳米。莴笋叶可用菠菜、小白菜等代替。

陈皮瘦肉粥

主料 陈皮10克，猪瘦肉50克，粳米100克。

辅料 独蒜1个，盐少许。

烹饪与服法 将陈皮泡发，猪肉切成末，独蒜去皮洗净，共入锅内，注入清水1000毫升，小火熬成烂稠粥。用盐调味，微温时徐徐服下。每日1剂，7～10天为1个疗程。

功效 行气健脾，益气补血，消积和胃。

适用人群 急性病毒性肝炎属肝气郁滞、腹胀者。

夏枯草瘦肉粥

主料 夏枯草30克（鲜品50克），猪瘦肉50克，粳米100克。

辅料 盐少许。

烹饪与服法 将夏枯草洗净，装入小纱布袋内；猪肉洗净切成末；粳米淘洗干净，共入锅内，注入清水1000毫升，小火熬成烂稠粥后，弃纱布药袋，用少许盐调味后，微温时徐徐服下。每日1剂，7～10天为1个疗程。

功效 清肝明目，清热散结，调和脾胃，利湿退黄疸。

适用人群 急性黄疸型病毒性肝炎。

百变搭配 蒲公英嫩苗、茵陈嫩苗可与夏枯草（鲜品）交替应用。

赤小豆薏药粥

主料 赤小豆50克，薏苡仁30克，山药30克，粳米30克。

辅料 去脂骨头汤1000毫升，独大蒜1个，食盐3克，葱花5克。

烹饪与服法 将4味主料分别淘洗干净后，放入锅内，注入去脂骨头汤，再加入洗净（去皮）的独大蒜；大火烧沸后，改为小火，熬成烂稠粥，放盐和葱花调味，微温时徐徐服下。每日1剂，10～15天为1个疗程。

功效 清湿热，退黄疸，降转氨酶。

适用人群 急性黄疸型病毒性肝炎。

百变搭配 白扁豆可代替赤小豆。服本方期间多食绿叶菜肴。

蒲公英茵陈粥

主料 蒲公英（鲜品）60克，茵陈（鲜品）60克，粳米100克。

辅料 独大蒜1个，食盐或糖少许，去脂骨头汤1000毫升。

烹饪与服法 将鲜嫩的蒲公英去根须、残（黄）叶并洗净，茵陈洗净，分别切碎后，一起装入小纱布袋中，扎紧袋口后放入锅内；粳米淘洗干净后放入锅；独大蒜去皮、洗净后放入锅内，注入去脂骨头汤，大火烧沸后改为小火，熬为稠粥；弃纱布药袋，用盐或糖调味，微温时徐徐服下。每日1剂，直至转氨酶恢复正常后，仍可每2～3日服1剂，1个月为1个疗程，以防止转氨酶反弹升高。

功效 清热解毒，消退黄疸，降转氨酶。

适用人群 急性黄疸型病毒性肝炎伴肝肿大、转氨酶升高、低热者。

百变搭配 服本方期间，尽量多食用绿色蔬菜烹饪而成的菜肴。干品中药蒲公英、茵陈10～15克与鲜品40～60克相当，煎汤取汁熬粥或直接服用汤剂均有效。

菠菜鸡血旺

主料 菠菜250克，鸡血旺250克。

辅料 姜片10克，葱节10克，素油、盐各适量，鲜汤100毫升。

烹饪与服法 菠菜洗净、切段约6厘米长；鸡血旺在清水中清洗一下，切成约6厘米长、1厘米厚、3厘米宽的小块；素油在炒锅中烧至六七成热时，放姜片和葱节爆香，下鸡血旺翻炒两三下，注入鲜汤，烧沸5分钟后放备好的菠菜，翻匀后加盐烧熟即成。空腹佐餐热食，作为家常菜肴，可常食。

功效 含铁、维生素和蛋白质较丰富，有养肝护肝之效。

适用人群 肝炎病人和正常人均可常食。

百变搭配 鸭、鹅等禽血，牛、猪等血均可交替烹饪食用。做汤菜，其效相当。

苦瓜肝片

主料 苦瓜250克，猪肝250克。

辅料 生姜片10克，香葱花5克，水淀粉20克，味精2克，盐5克，素油适量。

烹饪与服法 苦瓜去蒂、脐和瓤，洗净后斜切成薄片。猪肝剔去筋膜，洗净，切成薄片，用2克盐和1克味精码味，用水淀粉上浆，在八成热的素油锅中划散，用漏勺捞出沥干。滗出锅内多余素油，在锅底留油约30克，下生姜片和一半葱花爆香，放入苦瓜片翻炒后，放入肝片和剩余的盐、味精翻匀，可加鲜汤少许，撒下另一半葱花翻炒后出锅。每日服1剂，暑热季节和肝炎急性期可常食。

功效 养肝护肝，苦味健胃，清热解毒。

适用人群 病毒性肝炎患者，正常人保健养生者。

百变搭配 鸡、鸭、鹅等禽肝可代替猪肝。

荸荠炒肝片

主料 荸荠（马蹄）100克（或20～30个），鲜猪肝200克。

辅料 姜片、葱段、食盐、水芡粉、白糖、菜籽油或花生油各适量。

烹饪与服法 将荸荠（马蹄）淘洗干净后，去芽，削去表皮，切成薄片。猪肝洗净后，去筋膜，切成薄片，用盐码味后与水芡粉上浆。将锅预热，菜籽油烧至七成热时，加入姜片、葱段爆香，下肝片、荸荠片翻炒至快熟时，用浓糖水适量调味，翻炒均匀至熟，盛入盘中热食或佐餐食。

功效 清热利湿，退黄消肿，滋肝补肾。

适用人群 急性黄疸型肝炎。

百变搭配 鸭、鸡、鹅等禽肝可代替猪肝。藕可代替荸荠。

荸荠汤

主料 荸荠120克。

辅料 矿泉水。

烹饪与服法 将荸荠洗净、打碎，加山泉水煎汤代茶饮。亦可生食。

功效 清热利湿，退黄消肿。荸荠含有一种不耐热的抗菌成分——荸荠英，对金黄色葡萄球菌、大肠杆菌及产气杆菌均有抑制作用。生食时对黄疸型肝炎伴腹泻者可能有效。

适用人群 急慢性黄疸型肝炎。

百变搭配 野生的荸荠虽个小，但比栽培的效果好；与鳖甲同煎效果最佳，亦不耗气。"与鳖甲、神曲、白术、茯苓、枳壳之类"配方，能健脾去积，有补兼攻。因"独用消肾气"，故虚寒及血虚者慎服。

荸荠蒸蛋

主料 荸荠100克，鸡蛋2个。

辅料 食盐、葱花末各少量。

烹饪与服法 荸荠洗净。鸡蛋打入碗中，加50毫升水、盐、葱花搅匀，然后加入去皮、剁碎的荸荠粒，再次搅匀后入蒸笼（或锅），将一大小合适的盘子反扣在碗上，盖锅盖，大火蒸15分钟后热食或佐餐服食。

功效 利湿热，消水肿，退黄疸。

适用人群 急慢性黄疸型肝炎患者。

百变搭配 鸭蛋1枚可代替2个鸡蛋。每日另用茵陈或虎杖各10克煎汤服，退黄效果更佳。

荸荠烧茄子

主料 茄子200克，荸荠100克，猪瘦肉50克。

辅料 酱油、盐、白砂糖、姜末、葱花、花生油、高汤各适量，湿芡粉15克。

烹饪与服法 荸荠洗净去皮，切成小块，茄子、瘦肉分别洗净后切成长丝。肉丝用盐码味、湿芡粉上浆后备用。将炒锅加油，烧至七成热后，下姜、葱爆香，下肉丝翻炒至变色，放入茄丝、荸荠块、酱油、白砂糖、少量高汤，小火烧熟。热食或佐餐服食。

功效 清热解毒，利水消肿。

适用人群 急慢性黄疸型肝炎。

百变搭配 每日用茵陈或虎杖、五味子（各10克）煎汤服，可增加清热、退黄、降转氨酶的功效。

胡萝卜猪肝汤

主料 胡萝卜300克，猪肝200克，骨头汤或鲜汤500克。

辅料 盐5克，姜末、味精各1克，湿芡粉20克，葱花2克。

烹饪与服法 胡萝卜洗净，切滚刀块，用骨头汤或鲜汤煮熟透。猪肝去筋膜、洗净，切成薄片，用3克盐、姜末、味精码味后再用湿芡粉上浆，均匀分散放入滚沸的胡萝卜汤中，划散后煮3分钟，加入剩余的2克盐，撒上葱花即成。空腹温热食用，每日1剂。可常食。

功效 养肝明目，营养健身。

适用人群 病毒性肝炎患者，夜盲症。

百变搭配 鸡、鸭、鹅肝可代替猪肝。

菠菜猪肝汤

主料 菠菜300克，猪肝200克，鲜肉汤500克。

辅料 盐5克，姜末5克，葱花3克，味精1克，湿芡粉20克。

烹饪与服法 菠菜洗净、切段。猪肝去筋膜，洗净，切成薄片，加盐2克、姜5克码味，用湿芡粉上浆，均匀分散地放入滚沸的鲜肉汤中，肝片煮沸后，加入备好的菠菜段，再煮沸3分钟后，放入剩余的辅料调味即成。家常菜，可每日热食。

功效 补肝、明目、养血。

适用人群 病毒性肝炎、夜盲症、贫血者。

百变搭配 鸡、鸭、鹅肝可代替猪肝。

豌豆尖炒猪肝

主料 豌豆尖100～150克，猪肝200～300克。

辅料 红油适量，姜片、蒜片、料酒各10克，盐3～5克，水淀粉20～30克，芝麻油5克，味精、醋各2克，葱段、葱花各5克，酱油2克。

烹饪与服法 将猪肝切成片，与2/3的水淀粉和1/2的盐拌匀上浆。将葱节段、姜片，蒜片、酱油、料酒、盐、味精、水淀粉、芝麻油、醋调成滋汁。红油在炒锅中烧至八成热时，放入上浆肝片炒转至散，撒入洗净的豌豆尖翻炒，倒入兑好的滋汁迅速炒匀后盛入盘中，撒上葱花即成。空腹热食或佐餐食用。每日1剂。可常食，为大众家常菜肴之一。

功效 补肝、明目、养血。

适用人群 病毒性肝炎、夜盲症、贫血者。

百变搭配 将辅料换成鲜汤或骨头汤，烹饪成豌豆尖肝片（豆粉上浆）汤，清香滑嫩可口，少辛辣燥味，更宜病人服用。禽肝可换成猪肝，其效更好。

莴笋叶猪血旺

主料 猪血旺500克，莴笋叶250克。

辅料 郫县豆瓣末50克，食盐1克，花椒粉1克，花生油50克，蒜末、姜末、葱花各10克，味精1克，酱油20克，水淀粉50克，鲜汤250克。

烹饪与服法 将猪血旺在沸水中略煮（勿起泡），起锅晾冷捞起，沥干后切成约3厘米见方小块。油在炒锅中烧至六七成热时，下豆瓣（亦可用普通豆瓣剁细为蓉）、姜末、蒜末、葱花煸出香味，油呈红色时掺汤，加盐、酱油、猪血块，中火烧5分钟后，放入洗净、切段的莴笋叶，翻炒2分钟后，下水淀粉，收汁亮油后，下味精、葱花和匀，盛入碗中，撒上花椒粉即成，空腹或佐餐热食。家常菜肴，可常食。

功效 生血养血，可增强免疫力。

适用人群 病毒性肝炎患者。

百变搭配 禽血、牛羊血可代替猪血。生菜、菠菜等菜叶可代替莴笋叶。

黑木耳鲫鱼菜汤

主料 水发黑木耳20克，鲫鱼1尾（约200克），豌豆尖100克，鲜汤500克。

辅料 泡姜末10克，香葱节10克，独蒜10个，盐2克，花生油15克。

烹饪与服法 将鲫鱼去鳃、鳞和内脏，在两面各斜切三刀，冲洗干净。花生油在炒锅中烧至七成热时，放姜、葱、蒜煸香，放入鲫鱼煎至两面变色，倒入鲜汤，放入水发黑木耳，煮沸5分钟后，放入择洗干净的豌豆尖和盐，煮沸后盛于碗中即成。空腹或佐餐热食。每日1剂，可常食。

功效 滋肝养肾、温中补虚，可增强免疫力、降血脂、养颜。

适用人群 病毒性肝炎患者。

百变搭配 可用食用鲜菇和香菇等代替木耳。可用鲳鱼代替鲫鱼。

黑木耳肝片菜汤

主料 水发黑木耳50克，猪肝200克，鲜汤300克，生菜100克。

辅料 姜末、葱花、蒜末各1克，盐、味精各1.5克，水淀粉20克，酱油10克。

烹饪与服法 将猪肝剔去筋膜，洗净后切成薄片，用辅料码味上浆后，均匀分散地放入滚沸的鲜汤锅中，煮沸后放入备好的黑木耳、生菜，再煮沸至熟后盛于碗中即成。空腹或佐餐热食。家常菜肴，可常食。

功效 补肝养肝，生血补血，降脂润肠，营养丰富，可增强免疫力。

适用人群 病毒性肝炎患者。

百变搭配 禽肝、牛羊肝可代替猪肝。小白菜等青菜叶可代替生菜。

香菇猪蹄花菜

主料 香菇300克，猪蹄1只（约500克），花椰菜300克。

辅料 生姜20克，独蒜20克（约5个），盐5克，葱花5克，葱节10克。

烹饪与服法 香菇去根、蒂，洗净。猪蹄在明火上烧去残余猪毛，使猪皮起泡后在水中刮洗干净，对剖成两半，剁成寸半短节，与香菇共入锅内，加水约1000克，大火煮沸时滗去浮沫，加入备好的生姜（拍酥）、独蒜（去皮）、葱节，加盖，改为小火衡沸40分钟，加入洗净、掰成小朵的花椰菜，中火再煮沸10分钟，加盐和葱花和匀，盛于大碗中即成。空腹或佐餐热食。每日1剂，可常服。

功效 香菇多糖和牛蹄多肽均有养肝护肝之效，配用花椰菜，营养丰富，保健养生，可增强机体免疫力。香菇和花椰菜尚有较强的降血脂作用。

适用人群 病毒性肝炎、肝病患者，体虚、免疫力低下者。

百变搭配 草菇、平菇、口蘑、白菇、牛肝蕈等可代替香菇交替服食。

猪蹄炖海带

主料 猪蹄1只（约500克），水发海带500克（干品约50～100克）。

辅料 食盐3～5克，生姜10克，独蒜10个，葱花3克。

烹饪与服法 猪蹄在明火上烧去残余猪毛，使猪皮起泡后在水中刮洗干净，对剖成两半，剁成寸半短节。水发海带洗净后切成小块，共入锅内，注清水1000克，大火烧沸时滗去浮沫，加入盐、姜（拍酥）、独蒜，盖锅盖后改为小火衡沸至骨酥肉烂即成。食前撒上葱花热食。家常菜肴，可常食。

功效 养肝护肝，化积软坚。

适用人群 病毒性肝炎、肝病患者。

百变搭配 可配用金针菇、香菇等炖服。

金针菇肝片菜汤

主料 金针菇300克，猪肝200克，菠菜100克，鲜汤500克。

辅料 独蒜10枚，葱末、姜末各5克，盐3克，味精1克，水淀粉20克。

烹饪与服法 金针菇去根蒂、洗净，独蒜去皮、洗净，与鲜汤用中火共煮沸10分钟。猪肝去筋膜后洗净，切成薄片，用葱末、姜末、盐码味，再用水淀粉上浆，均匀分散放入滚沸的金针菇汤锅中，煮沸划散后，加入洗净、切成小节段的菠菜，大火煮3分钟后，加味精调味，盛于碗中。空腹或佐餐热食。每日1剂，可常服。

功效 养肝护肝，补益气血，增强机体免疫力。

适用人群 病毒性肝炎、肝病患者，体虚者。

百变搭配 香菇、牛肝蕈、草菇、松茸等可与金针菇交替互换食用。

香菇肉片菜汤

主料 香菇200克，鸡脯肉100克，绿豆芽50克，鲜汤300克。

辅料 独蒜5个，姜片10克，葱节10克，盐3克，味精1克，水淀粉10克。

烹饪与服法 鲜香菇去根蒂，洗净，切成薄片，绿豆芽择洗干净，独蒜去皮洗净，共入锅内加鲜汤用中火煮至独蒜酥烂。鸡肉切成薄片，加盐1.5克码味，水淀粉上浆后，均匀分散地放入滚沸的香菇豆芽汤中，加入其余辅料煮沸3分钟，盛于碗中即成。空腹或佐餐热食。每日1剂，家常菜肴，可常食。

功效　养肝护肝，益胃润肠；有降血脂和减轻肝脏、心脏负荷之效。

适用人群　病毒性肝炎、肝病患者、心脏病患者，便秘者。

百变搭配　金针菇、草菇、松茸等食用鲜菇可与香菇互换。猪瘦肉可代替鸡脯肉。

金针菇豆腐菜汤

主料　金针菇200克，豆腐1块（约400克），小白菜叶100克。

辅料　鲜肉汤500毫升，盐3克，独蒜片10克，味精1克，葱花3克。

烹饪与服法　金针菇去根蒂，洗净、沥干；豆腐在沸水中汆一下，沥干，切成寸半小块；小白菜叶洗净，切成两段。鲜肉汤与蒜片在锅中烧开后，放入金针菇煮沸5分钟，加豆腐块煮沸3分钟，加盐和小白菜叶，再煮沸3分钟，加味精调味后盛于碗中，撒上葱花即成。空腹或佐餐食用。家常菜肴，宜经常食用。

功效　养肝护肝，营养丰富兼有辅助降脂降血压之效。

适用人群　病毒性肝炎、肝病患者伴厌食厌油者。

百变搭配　香菇、草菇、口蘑、牛肝蕈等食用鲜菇可代替金针菇交替食用。

黑木耳烧豆腐

主料　水发黑木耳100克，豆腐1块（约400克），猪瘦肉50克。

辅料　素油（如花生油）适量，盐3克，葱花5克，五香豆瓣酱20克，湿淀粉10克，鲜汤100毫升。

烹饪与服法　水发木耳洗净，撕成小朵，豆腐切成小块，猪瘦肉洗净，切成薄片，用盐1克码味后加淀粉少许上浆。素油烧至七成热时，放入上浆肉片划散，滗去多余素油，锅底留余油30克，加入五香豆瓣酱炒香，放入黑木耳和豆腐块，加入鲜汤约100毫升，小心翻匀，中火焖3～5分钟后加盐和葱花调味出锅，盛于碗中即成。空腹或佐餐热食。每日1剂，家常菜肴，宜常食。

功效　养肝护肝，营养丰富，可增强免疫力。

适用人群　病毒性肝炎患者，肝病患者。

百变搭配　香菇、草菇、松茸可代替黑木耳；鸡脯肉、牛瘦肉、羊瘦肉可代替猪瘦肉。

黄花菜肝蛋汤

主料　干黄花菜20～30克，鲜猪肝200克，鸡蛋1个。

辅料　食盐3克，葱末、姜末各1克，独蒜1个，味精1克，鲜肉汤500克，干淀粉10克，湿淀粉20克。

烹饪与服法　黄花菜用清水洗净发涨、沥干；鲜猪肝剔去筋膜，洗净后切成薄片，盛于碗中，打入鸡蛋，加盐1克，放入葱末、姜末拌匀码味3分钟，加干湿淀粉上浆；独蒜去皮、洗净，切成薄片，加入鲜汤中煮沸，加黄花菜和盐2克煮3分钟，均匀分散地放入上浆肝片，划散后用中火煮沸3分钟，加味精调味，盛于碗中即成。空腹或佐餐温热服食。每日1剂，10～15天为1个疗程。

功效　滋肝润肺，清热解毒，补气益中，保健强身。

适用人群　病毒性肝炎患者。

泥鳅豆腐菜汤

主料　泥鳅300克，豆腐200克，小白菜100克，鲜肉汤500克。

辅料　大蒜末、生姜末、葱末各20克，花椒粉、味精各1克，盐5克，淀粉20克。

烹饪与服法　小白菜洗净，切成两段；豆腐用清水小心冲洗一下，切成小块，沥干备用。泥鳅去内脏、脊柱和头，洗净沥干，放于碗中，加入蒜、姜、葱、花椒粉拌匀，再放盐2克码味2分钟，用淀粉上浆备用；鲜汤在锅内煮沸后，加豆腐块烧开，放入小白菜和盐3克煮沸2分钟，均匀分散放入上浆后的泥鳅片，中火煮沸3分钟后加味精调味，盛于碗中。空腹或佐餐热食。每日1剂，15天为1个疗程。

功效　养肝护肝，养心壮骨，营养丰富，辅助抗癌。

适用人群　病毒性肝炎患者，慢性病康复期。

百变搭配　鳝鱼及鳙鱼（头）等可代替泥鳅。

赤小豆鲤鱼汤

主料　赤小豆50克，活鲤鱼1尾（约300克）。

辅料　姜片5克，葱节5克，盐3克，味精1克，料酒5克。

烹饪与服法　鲤鱼去鳞、鳃、内脏，洗净，在两侧各斜切三刀。赤小豆淘洗干净，在砂锅内加水泡3小时后用大火煮沸，改为小火煮至豆爆腰开花，加入姜片、葱节和备好的鲤鱼，煮沸10分钟后用其余辅料调味，分2次空腹热食。每日1剂，10～15天为1个疗程。

功效　利水，除湿，消肿，清热。

适用人群　急性黄疸型肝炎患者，轻度水肿者。

百变搭配　鲫鱼、鲳鱼可代替鲤鱼。

赤绿豆饭

主料　赤小豆50克，绿豆50克，稻米400克。

辅料 骨头汤1000克。

烹饪与服法 将赤小豆、绿豆分别淘洗干净后放入锅内，加鲜骨头汤煮至豆爆腰时，再加入淘洗干净的稻米，搅匀后加盖，用小火焖至熟透即成。当主食，每日热食分3次（餐），常服。

功效 利水除湿，消肿解毒。

适用人群 黄疸型病毒性肝炎。

百变搭配 嫩玉米、粟米、荞麦可代替稻米。

荸荠馄饨

主料 荸荠100克，猪肉（瘦）50克，精制面粉200克，鸡蛋1个。

辅料 姜末、葱末、酱油、盐、蒜泥各适量。

烹饪与服法 姜末、葱末、酱油、盐与荸荠（去皮、洗净、剁成蓉）、猪肉拌成馅泥，面粉中打入鸡蛋，加水适量，揉成面团，揪成砣，擀成馄饨皮，用馅泥做成生馄饨，蒸熟或煮熟后蘸蒜泥热食。可常食。

功效 清热利湿。

适用人群 急性黄疸型肝炎、慢性肝炎患者。

百变搭配 可用100克荞麦面、玉米面、糯米粉代替100克面粉。

荸荠羊奶

主料 荸荠200克，羊奶300克。

辅料 食糖适量。

烹饪与服法 将荸荠去根蒂和芽尖，洗净、切碎，置榨汁机中榨取汁液，与牛奶混合煮沸，加糖调味后热饮。每天可饮用1次。

功效 清热利湿，有辅助治疗黄疸型病毒性肝炎之效。

适用人群 急性黄疸型病毒性肝炎、慢性肝炎患者。

百变搭配 取汁后荸荠渣可炒熟食用。

山楂糕

主料 山楂100克，糯米粉300克。

辅料 红砂糖50克。

烹饪与服法 山楂洗净、去核、研细或磨成粉浆，与糯米粉、红砂糖搅拌，加水适量揉匀成团，做成8个糕点坯子，蒸熟透食用。分3次食用，每日食用1次，空腹热食，15天为1个疗程。

功效 健脾消食。

适用人群 急性肝炎初期消化不良者，厌食、食欲不振者。

香菇蹄筋

主料 鲜香菇300克，牛蹄筋100克。

辅料 姜片10克，独蒜20个，盐5克，味精2克，熟猪油5克，葱节10克，花生油30克，鲜汤500克。

烹饪与服法 将鲜香菇洗净，去根蒂；牛蹄筋入沸水中汆去腥味；花生油在炒锅中烧至七成热，将葱节、姜片、独蒜爆香，加入鲜汤烧沸，加入熟猪油、香菇和牛蹄筋，烧沸后加盐，盖好用小火烧至熟透酥烂，加味精调味即成。空腹热食，每日1剂，可常服。

功效 香菇多糖和蹄筋多肽均有养肝护肝之效。

适用人群 病毒性肝炎患者。

百变搭配 猪蹄1个约500克可代替牛蹄筋100克。

章鱼烧猪蹄

主料 章鱼200克，猪蹄1只（约500克）。

辅料 泡姜10克，葱节10节，独蒜10个，盐5克，素油20克，味精1克。

烹饪与服法 将章鱼去除内脏，洗净；猪蹄在明火上烧去毛，猪皮起泡后去蹄甲，在清水中刮洗干净，对剖成两半，剁成4厘米长小块；泡姜切成丝；素油在锅内烧至七成热时，将去皮、洗净的独蒜和泡姜丝和葱节煸香，下章鱼和猪蹄炒匀，注入鲜汤或清水约500克，中火烧至骨酥肉烂，用盐、味精调味即成。空腹热食，每日1剂，10～15天为1个疗程。

功效 滋养肝肾，暖胃和中，益气养血，滋润肌肤。

适用人群 病毒性肝炎恢复期。

禁忌 高胆固醇血症者不宜食用。

玉米须煮蚌肉

主料 河蚌肉100克，玉米须30克。

辅料 食盐、味精、姜末、葱花、独头蒜、花生油各适量，骨头汤500毫升。

烹饪与服法 将玉米须洗净，装入纱布袋，扎紧口备用；蚌肉洗净后切成薄片，沥干；炒锅中将油烧至七成热时，加入蚌肉片爆干水分，放入姜、葱煸香，注入骨头汤，放入玉米须袋和独头蒜，小火煮至蚌肉熟透，加味精、盐调味。热食，细嚼慢咽或佐餐服食。

功效 利尿消肿，清肝利胆。

适用人群 急性黄疸型肝炎患者。

百变搭配 田螺可代替蚌肉。

茵陈炒田螺

主料　田螺肉100克，茵陈嫩叶（幼苗）30克。

辅料　葱、姜、蒜、味精、花生油、盐各适量，骨头汤200毫升。

烹饪与服法　将田螺肉漂洗干净，切成薄片，沥干；茵陈洗净、沥干备用。炒锅中倒花生油，烧至七成热时，将田螺加入，爆干水分，下葱、姜、蒜煸香，注入骨头汤，小火烧至螺肉熟透，加入茵陈急炒去生，最后用盐、味精调味。热食，细嚼慢咽或佐餐食用。

功效　清热利湿，舒肝退黄。

适用人群　急慢性肝炎、胆囊炎、胆石症患者的辅助治疗。

百变搭配　茼蒿可代替茵陈（或茵陈10克熬水服）；蚌肉可替换田螺肉。

红参蒸鲫鱼

主料　活鲫鱼250克（1～2尾），红参5克，火腿丁30克。

辅料　姜末20克，食盐、味精、料酒各适量。

烹饪与服法　红参用少量温水泡发，横切成薄片；鲫鱼宰杀后去鳃、鳞及内脏，洗净后用辅料抹匀鱼腹和全身，然后将参片均匀摆放在鱼腹内，放入大碗中，注入泡红参的澄清水，撒上火腿丁，盖好，入笼蒸，上汽15分钟即成。热食或佐餐食用。

功效　有改善肝炎患者乏力、食欲减退、肝区痛、腹胀之效。

适用人群　急性肝炎患者，可防止急性肝炎慢性化；体虚及免疫功能低下者也可食用。

百变搭配　党参10～15克可代替红参5克，胖鱼头（鲢鱼头）500克可代替鲫鱼250克，其效颇佳。

陈香乳鸽

主料　陈皮10克，制香附子10克，乳鸽1只。

辅料　姜末15克，葱花10克，盐3克，料酒10克，酱油5克，骨头汤800毫升。

烹饪与服法　陈皮润透切丝；香附洗去浮尘，润透剁成细粒；乳鸽去毛、内脏及爪皮，鸽肫和肝去污、洗净后亦可留用；将酱油、盐、料酒抹匀乳鸽腹内和全身（包括鸽肫、肝），码味15分钟，与主辅料共入砂锅中，注入骨头汤，小火炖至骨肉酥烂即成。热食或佐餐食用。

功效　行气健脾，疏肝解郁。

适用人群　急慢性病毒性肝炎伴肝郁气滞患者；腹胀及免疫功能低下者也可

食用。

百变搭配 鹌鹑可代替乳鸽。

茵陈牛肉

主料 茵陈20克，陈皮20克，牛肉500克，白萝卜500克（洗净、切块）。

辅料 食盐、老姜、醋、味精各适量，葱末、姜末各少许。

烹饪与服法 将陈皮用清水洗去浮尘，老姜洗净、拍破，茵陈择洗干净后，一齐装入纱布袋中，扎紧袋口后备用。牛肉洗净后切成条块，沥干后放入砂锅中，加水约1000克，大火煮沸，去泡沫后加入少量醋，文火煮至牛肉熟（约需半小时）时，加入纱布药袋和萝卜块，文火继续煮至萝卜熟透、牛肉酥烂时，去纱布药袋即成。趁热或佐餐服食，每次食前用盐、味精、葱末、姜末调味，可食牛肉50～100克，随意吃萝卜、喝汤。

功效 调气活血，滋肝补肾，健脾利湿，降转氨酶，消退黄疸。

适用人群 急慢性肝炎伴黄疸、转氨酶升高的病人。

百变搭配 橘皮可代替陈皮；茼蒿可代替茵陈；禽（畜）瘦（骨）肉可代替牛肉。

车前草郁金煮水鸭

主料 车前草20克，郁金9克，水鸭1只（约1000克）。

辅料 姜、葱、盐各适量。

烹饪与服法 车前草洗净、切段；郁金用清水洗去浮尘，切成薄片后共入纱布袋中，扎紧袋口，待用。水鸭宰杀后去毛、内脏，洗净；鸭肫、鸭肠去污物、粪便洗净后可与鸭肝一起放鸭腹内。姜洗净、拍破；葱洗净、切段；和药袋一起亦放入鸭腹内，入锅中加水约1500克，大火烧沸后，加盐，再用文火煮炖（微沸）1小时即成。每日分次，食鸭肉50～150克，随意喝汤，热食。

功效 清热祛湿，利水消肿，健脾益胃。

适用人群 急性病毒性肝炎湿热交阻、小便赤黄者。

百变搭配 转氨酶明显升高者，可在纱布袋中加茵陈、虎杖各10克，或田基黄10克。纱布袋中药物可单独煎汤饮服，每日1剂；水鸭单独烹饪佐餐食用。

虎杖红桃蒸墨鱼

主料 虎杖10克，红花6克，桃仁10克，墨鱼200克。

辅料 姜末、葱末、盐、味精各适量，骨头汤200毫升。

烹饪与服法 将虎杖、红花、桃仁分别用少量清水洗去浮尘；墨鱼洗净后片切成薄片；主辅料共入蒸煲中，拌匀后，注入骨头汤200毫升，加盖，放入上汽的蒸笼（锅）中，武火猛蒸40分钟即成。每次热食墨鱼约50克，饮汤汁约50毫升，每日服1次，4日为1剂，可连服数剂，直至症状缓解。

功效　活血祛瘀，消肿止痛，降酶退黄。

适用人群　急性病毒性肝炎属气郁血瘀、伴有黄疸的病人。

禁忌　有出血倾向者忌用。

鸡骨草煮鱼头

主料　鳙鱼（花鲢）头1个（约250克），鸡骨草20克。

辅料　老姜30克，紫皮葱20克，盐5克，味精1克，骨头汤500毫升。

烹饪与服法　鱼头洗净、去鳃，剖开；鸡骨草洗净；姜洗净横切成薄片；葱洗净，切段。把鸡骨草放在锅底，放上鱼头，再加姜片、葱段，注入骨头汤，大火烧开后，改小火炖煮30分钟，加盐和味精调味即成。食鱼头（肉）、饮汤汁，每日1剂，可连服10～15天。

功效　除湿热，退黄疸，护肝脏。

适用人群　急性黄疸型病毒性肝炎、慢性肝硬化早期患者。

百变搭配　大鲫鱼（每尾250克）可代替鳙鱼头；荸荠可代替鸡骨草。鸡骨草30～60克，田螺250～400克（清水养48小时，勤换水去污泥）煎汤饮用，每日1剂，一般2～3次见效。名曰"鸡骨草煲田螺"。

田基黄炖猪肝

主料　田基黄30克，鸡骨草20克，大枣4枚，猪肝200克。

辅料　姜末、葱花、酱油、味精各适量，骨头汤500毫升。

烹饪与服法　将田基黄、鸡骨草、大枣用少量清水洗去浮尘，装入纱布袋中，扎紧袋口，放入锅底；猪肝洗净，切成四大块，放在药袋上面；注入骨头汤，大火烧开后，继以文火煮炖30分钟。去纱布袋中的田基黄和鸡骨草，留大枣（去核）食用。取猪肝切成薄片，用姜末、葱花、酱油拌匀，味精调味后，以汤汁送服，细嚼慢咽。每1～2天1剂，可连服15～30天。

功效　清热解毒，疏肝散瘀，降转氨酶，消退黄疸。

适用人群　急性黄疸型病毒性肝炎小便短赤者。

百变搭配　用鸡、鸭、鹅等禽肝代替猪肝，其效优良；也可用瘦肉代替猪肝。

注　鸡骨草又名广东相思子、猪腰草、黄头草、黄食草、大黄草、水皂角（俗名）等。

猪肝木芙蓉花

主料　猪肝200克，木芙蓉花12克。

辅料 精盐、味精、料酒、葱、姜各适量，水芡粉15克。

烹饪与服法 猪肝洗净，去筋膜，切成薄片，芙蓉花去蒂，浸泡6小时（鲜品4朵去蒂洗净即可）；葱、姜剁成细末后，与肝片、盐、味精、料酒拌匀，用水芡粉上浆。将备好的芙蓉花放在蒸碗底层，上面均匀铺上拌好的肝片，盖好后入蒸锅（笼），大火上汽15分钟即透熟。每剂分1～2天服食，早、晚佐餐服食。

功效 疏肝解郁，养肝宁神，清热凉血，消肿解毒。

适用人群 急慢性无黄疸型肝炎肝气郁结伴胁痛、胃脘不适者。

苡仁淡菜煲冬瓜

主料 薏苡仁30克，淡菜50克，冬瓜500克。

辅料 食盐、葱、姜、花生油各适量，骨头汤500毫升。

烹饪与服法 将薏苡仁、淡菜洗净。冬瓜去皮，切成寸半方块；姜切片，葱切段备用。将花生油在炒锅中烧至七成热时，加入姜、葱爆香，注入骨头汤，加入所有主辅料，大火烧沸后，改为小火炖至薏苡仁酥烂即成。每日服1剂，10天为1个疗程。

功效 除湿热，利小便。

适用人群 急性黄疸型肝炎伴轻度水肿的患者。

鱼腥草拌莴笋

主料 鲜鱼腥草100克，莴笋300克，茼蒿50克。

辅料 食盐、姜、葱、醋、酱油、香油、蒜泥各适量。

烹饪与服法 将鱼腥草、茼蒿去黄叶、老根，洗净，折成节；莴笋去叶、皮，洗净，切成细长丝；葱、姜切成末。然后将所有主辅料拌匀、码味10～15分钟后即可食用。每日可服1剂，10天为1个疗程。

功效 清热解毒，利湿排毒。

适用人群 急性黄疸型肝炎胸腹疼痛、轻度泄泻、小便黄少的患者。

提示 为防止寄生虫卵污染，主料备好后，可在沸水中氽一下再凉拌食用。

百变搭配 嫩莴笋叶可代替莴笋嫩茎，其疗效相当。

马齿苋豆芽猪肝

主料 鲜马齿苋300克，绿豆芽300克，鲜猪肝100克。

辅料 盐、味精、姜末、葱花、蒜泥、水淀粉、香油各适量。

烹饪与服法 将鲜马齿苋、绿豆芽分别择洗干净、沥干。将猪肝洗净，切片，码盐，上浆；将马齿苋、绿豆芽在沸水中氽一下，捞出沥干，放入盘中；将码味上过浆的肝片在沸水中氽熟或蒸锅中蒸熟，转入盛马齿苋、绿豆芽的盘中，加入所有辅料拌匀，佐餐食用。每日1剂，10天为1个疗程。

功效　清热利湿，消胀宽肠，促进胃肠正常蠕动。

适用人群　急性黄疸型肝炎者。

百变搭配　鸡、鸭肝可代替猪肝。

山楂麦芽蒸鲫鱼

主料　鲜山楂50克，生麦芽20克，活鲫鱼250克（大的1尾约300克）。

辅料　火腿丁30克，精盐3克，味精1克，料酒20毫升，姜末20克，葱花10克，高汤50毫升。

烹饪与服法　将鲜山楂洗净，剖开去核，生麦芽洗净，均剁成细粒，待用；大活鲫鱼宰杀后去鳃、内脏和鳞，冲洗干净后，用盐、料酒和味精抹遍鱼腹和鱼身；码味15分钟后，再将鲜山楂粒、生麦芽粒、火腿丁、姜末、葱花均匀地摆放在鱼腹内，置入蒸钵中，注入高汤约50毫升，盖好后入蒸锅（笼）中，大火上汽15分钟即熟透。趁热服或佐餐食用。每日1剂，10天为1个疗程。

功效　疏肝化瘀，和中健脾。

适用人群　急性病毒性肝炎患者，免疫功能低下者。

百变搭配　鳙鱼头（250～300克）1个可代替大鲫鱼1尾。

红豆茵陈汤

主料　红豆80克，茵陈18克。

辅料　骨头汤800毫升，红砂糖15克。

烹饪与服法　红豆淘洗干净，茵陈用少量清水洗去浮尘，装入小纱布袋中，扎紧袋口，共入砂锅，注入骨头汤，大火烧沸后，改为小火煮，至豆爆腰熟烂，弃纱布药袋。用红砂糖调味后分2次服食。每日1剂，10天为1个疗程。

功效　清热利湿，降转氨酶，消退黄疸。

适用人群　急性病毒性肝炎伴黄疸、转氨酶升高者。

百变搭配　白扁豆替换红豆；增加虎杖10克，田基黄10克，可增强降酶退黄功效。

五枣糖花生

主料　五味子10克，花生（红衣）50克，红枣50克，白糖20克。

辅料　矿泉水500毫升。

烹饪与服法　将五味子、花生、红枣（去核）用水洗去浮尘后，加水煮至熟烂，出锅前1分钟加入白糖，搅匀。每日睡前服食，10天为1个疗程。

功效　补脾和胃，降转氨酶，安神定志。

适用人群 急性病毒性肝炎伴谷丙转氨酶升高者。

五茯莲神骨汤

主料 五味子10～15克，芡实20枚，莲子15枚，茯神20克，猪骨500克。

辅料 红糖适量。

烹饪与服法 将五味子、芡实、莲子、茯神洗去浮尘，猪骨（带肉）洗净剁成小节，与前3味共入砂锅内；茯神宜装入纱布小袋内，扎紧袋口后放入砂锅内，注入清水800～1000克，大火烧沸后撇去浮沫，改为小火炖至骨酥肉烂，弃装茯神的纱布药袋即成。分2次热食，食前用糖调味，吃五味子、芡实、莲子和肉，细嚼慢咽，温汤送服。

功效 降转氨酶，有安神宁心、固精益肾之效。

适用人群 慢性肝炎病人伴转氨酶升高、睡眠不佳者。

百变搭配 可配用田基黄5～10克或虎杖5～10克，可增强降转氨酶之效。

茵陈鸡汤

主料 茵陈10～30克，鸡肉100克。

辅料 红糖适量。

烹饪与服法 将茵陈用清水洗去浮尘，装入纱布袋中，与鸡肉共入砂锅内，加水适量（约500～800克），大火烧沸时打去浮沫，加盖，改用文火炖至肉烂，取去纱布药袋，用红糖调味，分1～2次温热服用，饮汤吃肉，以空腹食用为好。纱布袋中茵陈可与鸡肉在同日重复煎汤2次。每日1剂，10～15天为1个疗程。

功效 清利湿热，利胆退黄。主治肝胆湿热型急慢性肝炎，身黄目黄，小便黄，胁肋疼痛，口苦烦热。

适用人群 肝胆湿热型急慢性病毒性肝炎；流行地区高危人群，与病毒性肝炎密切接触者预防人群（可连服7～14天，每日1剂）。

百变搭配 鹌鹑较鸡肉更好。茵陈鲜品嫩叶可直接炖鸡服用。可配用大枣10枚。

大青叶鸡汤

主料 大青叶（布包）10～30克，鸡肉100克。

辅料 红糖适量。

烹饪与服法 将大青叶用清水洗去浮尘，装入纱布袋中，与鸡肉共入砂锅内，注入清水约500～800克，大火烧沸时打去浮沫，加盖，改小火炖至肉烂；取出纱布药袋，另锅加水约100毫升，煮沸5分钟后取汁，与鸡汤合并热食，用红糖调味，可分2次空腹吃肉饮汤。每日1剂，10～15天为1个疗程。

功效　清热利湿，利胆退黄，凉血消肿。

适用人群　病毒性肝炎患者；疫区人群及与肝炎患者密切接触者预防服用。

百变搭配　可用鹌鹑肉代替鸡肉。

注　大青叶为十字花科大青或菘蓝的叶，鲜品嫩叶可直接炖鸡服用。

板蓝根鸡汤

主料　板蓝根10～50克，鸡肉100克。

辅料　红糖适量。

烹饪与服法　将板蓝根洗去浮尘，与鸡肉共入砂锅，注入清水约500～800克，大火烧沸后，打去泡沫，改用小火炖至肉烂即成。用红糖调味，空腹吃肉、板蓝根并饮汤。每日1剂，可分2次服，10～15天为1个疗程。

功效　本方用北方十字花科菘蓝及大青的根；菘蓝根含蔗糖、淀粉、硫酸钾、红棕色脂状物等成分，抗病毒（菌）谱较广，对各型肝炎均有改善症状及回缩肝脾作用。南方爵床科马蓝的根亦供药用，含蒽醌苷。我们主张用北板蓝根，炖服口感好，疗效好，清热解毒，凉血消肿，利咽喉，尚可用于治疗流脑、乙脑、流感、麻疹、流行性腮腺炎、猩红热、丹毒、产褥热等疾病。

适用人群　病毒性肝炎患者。

百变搭配　鹌鹑肉可代替鸡肉。

何首乌猪肝

主料　制何首乌10克，鲜猪肝250克。

辅料　水发木耳30克，小白菜叶50克，料酒10克，精盐2克，味精1克，醋5克，酱油20克，生姜片15克，葱节10克，水淀粉25克，花生油适量（实耗约25克）。

烹饪与服法　取干净的制何首乌焙（烘）干或晒干，研成细粉，猪肝剔去筋膜洗净后，切成4厘米长、2厘米宽、0.5厘米厚的片，共盛于同一碗中，加入精盐、水淀粉各一半浆好；另用碗把酱油、料酒、精盐、醋、味精、水淀粉兑成滋汁。锅置火上，注入花生油，烧至七八成热时，放入拌好的肝片滑透，用漏勺沥去油，锅留底油少许，下姜片、葱节煸出香味，加入猪肝片、洗净的小白菜叶、木耳翻炒均匀，下滋汁炒至熟。佐餐或空腹食用。每日1剂，10～15天为1个疗程。

功效　补肝肾，益精血，明目乌发。

适用人群　慢性肝炎、冠心病、高脂血症等人群肝肾亏虚、精血不足所致头晕眼花、视力减退、须发早白、腰腿酸软等；铅等重金属作业人员、视力减退者。

百变搭配　鸡、鸭、鹅肝可代替猪肝交替烹饪食用。

首乌归杞炖鸡

主料　带骨鸡肉200克，制何首乌10～20克，当归身5克，宁夏枸杞子10克。

辅料　食盐适量。

烹饪与服法　将鸡肉洗净，剁成10块，与洗去浮尘的3味中药共入砂锅内，注入清水约800克，大火烧沸后撇去浮沫，改为小火，加盖炖至骨酥肉烂，用盐（亦可不用盐）调味，空腹分2次热食，吃肉、何首乌、当归、枸杞子，细嚼慢咽，温汤送服。每日1剂，10～15天为1个疗程。

功效　补肝肾，益精血。

适用人群　慢性肝炎等因肝血不足所致头晕、眼花、白发等病人。

蒲公英绿豆鸡汤

主料　蒲公英（干品用布包）20克，绿豆50克，鸡肉100克。

辅料　食盐适量。

烹饪与服法　带骨鸡肉洗净，剁成四大块；绿豆淘洗干净；蒲公英用清水洗净（去浮尘和泥沙），干品用纱布包好后共入砂锅内，注入清水500～800克，大火烧沸时打去浮沫，改为小火炖至绿豆爆腰、鸡肉酥烂即成。食时弃纱袋，用盐调味，分2次空腹食肉饮汤。每日1剂，7～10天为1个疗程，直至急性并发炎症（如尿路感染、胃肠炎等）治愈。

功效　清热解毒，利尿散结。

适用人群　慢性病毒性肝炎并发尿路感染、胃肠炎等患者。

百变搭配　若用蒲公英鲜品嫩苗100克，于出锅前10分钟入锅。

茵陈党参茯苓鸡

主料　茵陈10～50克，党参10～30克，茯苓15克，白术15克，鸡肉100克。

辅料　食盐适量。

烹饪与服法　茵陈焙（烘）干，研磨成细粉备用。鸡肉洗净，剁成四大块，与洗去浮尘的党参、茯苓、白术共入砂锅，注入清水500～800克，大火烧沸时打去浮沫，改为小火炖至肉烂、药片熟软，用盐调味即成。空腹热食，吃鸡肉、党参、茯苓、白术，细嚼慢咽，热汤送服；茵陈细粉用出锅时的热汤冲服，可分2次服用，每日1剂。15天为1个疗程。

功效　清利湿热，利胆退黄，健脾益胃，补中益气，增强免疫力。

适用人群　病毒性肝炎患者，尤其是伴有黄疸、厌食、食欲不振、轻度水肿者。

百变搭配 鹌鹑肉可代替鸡肉。

香菇参鸡汤

主料 香菇250～500克（鲜品），人参5克，鸡肉（带骨）200克。

辅料 食盐或红糖适量。

烹饪与服法 鲜香菇去根蒂，洗净后撕成两半；鸡肉洗净剁成六大块；人参洗去浮尘，共入砂锅，注入清水800克，大火烧沸时打去浮沫，改为小火，炖至骨酥肉烂、人参酥烂时，分2次热食，以空腹服用为佳。服时用盐或红糖调味。

功效 增强（调节）免疫功能，大补元气，固脱生津。

适用人群 病毒性肝炎及免疫功能低下者。

百变搭配 黄疸型肝炎患者可配用茵陈10～50克或虎杖10～20克装入纱布袋中炖服，呈协同退黄除湿、降转氨酶之效。

五香参鸡

主料 五味子10～15克，鲜香菇100克，人参6克，乌鸡肉100克。

辅料 火腿10克，水发玉兰片10克，盐、料酒、味精、葱、姜、鸡汤各适量。

烹饪与服法 将乌鸡肉洗净，入沸水汆去血水，剁切成10块；将火腿、玉兰片、香菇、葱、生姜洗净，均切成薄片；五味子洗去浮尘；人参用开水泡开，上蒸笼蒸30分（高压锅内上汽蒸10分钟）后取出，转入蒸钵内，放入其余备好的主辅料，添入鸡汤淹没料面，再入蒸笼（或高压锅内）蒸熟透即成。分早晚空腹热食。每日10剂，10～15天为1个疗程。

功效 降转氨酶，增强机体免疫力，滋补元气，固脱生津，安神定志。

适用人群 病毒性肝炎病人转氨酶升高者，体虚、免疫功能低下者。

百变搭配 黄疸型肝炎患者可加配茵陈10克或虎杖10克布包，一起蒸熟后去纱布药袋后热食，可增强降酶、抗病毒之效。

五莲果糯米鸡

主料 五味子10克，莲子10粒，白果仁10粒，乌鸡肉100克，糯米50克。

辅料 胡椒粉3克，葱、姜、蒜、盐各适量。

烹饪与服法 将五味子、莲子、白果仁、糯米分别淘洗干净；乌鸡肉入沸水汆去血水，切成小丁后共置于大碗中，加入辅料拌匀，加清水淹没料面上1厘米，入蒸笼后反扣上稍小一点儿的碗，武火蒸熟透即成。若改用压力蒸锅，上汽后20分钟即酥烂。分2次空腹热食。每日1剂，10～15天为1个疗程。

功效 降转氨酶，安神，补肾涩精，活血调精，增强机体免疫力。

适用人群 病毒性肝炎转氨酶升高者，体虚、免疫功能低下者。

百变搭配 乌鸡肉可用鸡肉、鹌鹑肉、鸭肉代替。

五参苡仁鸡

主料 五味子10克，党参10～15克，北沙参5克，人参1克，高良姜5克，薏苡仁50～100克，带骨鸡肉100～150克。

辅料 生姜、葱白、食盐各适量。

烹饪与服法 将6味主药分别用清水淘洗干净，带骨鸡肉在清水中冲洗干净后，入沸水中余去血水，剁成10块，共入砂锅内，加入洗净、拍碎的生姜、葱白，注入清水800克，大火烧沸时撇去浮沫，加盖，改小火炖至骨酥肉烂、中药酥软即成。可用盐调味，分2次空腹热食，食肉吃药，细嚼慢咽，温汤送服。每日1剂，10～15天为1个疗程。

功效 降酶安神，补气和中，健脾利湿，滋肝益肾。

适用人群 病毒性肝炎患者伴转氨酶升高、肝肾功能异常、体虚、免疫力低下者。

百变搭配 出锅前10分钟，可选用洗净切碎的青叶鲜菜，如小白菜、莴笋叶、生菜、菠菜等煮沸5～8分钟热食，其效更佳。

香菇烧鸭

主料 鲜香菇500克，鸭肉250克。

辅料 姜片10克，独蒜10个，葱节10克，玉兰片50克，食盐、味精、胡椒粉各少许，鲜汤、花生油各适量。

烹饪与服法 将鲜香菇去根蒂、洗净，切成4瓣；鸭肉洗净后在沸水中余去血水，剁成小块，放入热油锅中爆香，加入备好的香菇和辅料、鲜汤，大火烧沸后，改为小火，加盖，烧至骨酥肉烂即成。分1～2次空腹食用，细嚼慢咽。每日1剂，可常食或佐餐服用。

功效 滋肝益肾，补脾健胃，增强机体免疫力。

适用人群 慢性肝炎患者，免疫功能低下者。

百变搭配 其他食用鲜菇，如松茸、草菇、口蘑、平菇等均可代替香菇。

五药菇骨头汤

主料 五味子10克，怀山药20克，鲜香菇500克，带肉猪骨500克。

辅料 盐3克，葱节10克，独蒜20个。

烹饪与服法 带肉猪骨洗净，入沸水中余去血水，剁成寸半小节；鲜香菇去根蒂，洗净后切成4瓣；五味子、怀山药用清水洗去浮尘后，与备好的辅料共入砂锅，大火烧沸时滗去浮沫，加盖，改为小火炖至骨酥肉烂即成。分2次空腹热食，吃肉和五味子、怀山药，细嚼慢咽，热汤送服。每日1剂，10～15天为1个疗程。

功效　降转氨酶，安神，健脾益胃，滋养肝肾，增强机体免疫力。

适用人群　病毒性肝炎患者伴转氨酶升高、厌食、食欲不振、烦躁以及体弱、免疫功能低下者。

百变搭配　出锅前10分钟加入洗净、切碎的鲜菜叶，煮沸5分钟食用，其效更好。热温送服虎杖粉10克或田基黄10克或茵陈粉10克，则有退黄疸、抗肝炎病毒之效。新鲜山药100克代替干山药片20克，其效略佳。

田基黄鸭汤

主料　田基黄10～20克，带骨鸭肉100～150克。

辅料　姜片10克，葱花3克，盐3克。

烹饪与服法　田基黄用清水洗净，带骨鸭肉洗净后入沸水汆去血水，剁成小块，与姜片共入砂锅内，加水约500克，小火炖至骨酥肉烂时，加入盐、葱花，分2次空腹热食。每日1剂。15天为1个疗程。

功效　清热利湿，退黄降酶，抗肝炎病毒，滋养肝肾。

适用人群　病毒性肝炎患者。

百变搭配　鸭肉可用鸡肉、鹌鹑肉、鸽肉代替。

田基黄山药鸭汤

主料　田基黄10～15克，怀山药20～50克，鸭肉100～150克。

辅料　生姜片5克，食盐或红糖适量。

烹饪与服法　鸭肉洗净，入沸水中汆去血水，剁成10块，与洗去浮尘的田基黄、怀山药共入砂锅内，加入姜片，注入清水500克，大火烧沸时滗去浮沫，加盖，改为小火炖至骨酥肉烂时即成。食前可用盐或糖味，分2次空腹热食，细嚼慢咽，热汤送服。每日1剂，10～15天为1个疗程。

功效　清热解毒，利湿退黄，降转氨酶，滋阴健脾，养阴益胃。

适用人群　病毒性肝炎患者伴转氨酶升高、黄疸、体虚及免疫力低下者。

百变搭配　可配用熟地黄5～10克。

二黄鸡汤（肝炎康复汤）

主料　田基黄、黄芪各10克，鸡肉100～150克。

辅料　生姜片5克，食盐3克。

烹饪与服法　鸡肉洗净，入沸水中汆去血水，沥干后剁成10块；田基黄、黄芪用清水洗去浮尘后装入纱布袋中，扎紧袋口，与备好的鸡肉共入砂锅内，注入清水500～800克，加入姜片，大火烧沸后滗去浮沫，加盖后改为小火，炖至骨酥肉烂即成。食前用盐调味。分2次空腹热食，食肉饮汤。纱布袋中药渣可重复用开水冲泡当茶用。每日1剂，10～15天为1个疗程。

功效 清利湿热，消退黄疸，养肝益脾，增强机体免疫力。

适用人群 病毒性肝炎患者伴有转氨酶升高、黄疸以及免疫力低下者。

第三章　肝癌食疗与用药

一、西医识肝癌

肝癌是原发性肝癌的简称，是指肝细胞内或肝内胆管细胞发生的肿瘤，为我国常见的恶性肿瘤之一。国内沿海发病率高于内地，东南和东北地区发病率高于西北、华北和西南地区；广西的扶绥、江苏的启东等地为肝癌高发区。男女性别之比在肝癌高发区为（3～4）：1，低发区为（1～2）：1；高发区发病以40～49岁年龄组最高，低发区多见于老年人。

1.病因

就肝癌的病因而言，迄今为止尚不能用一种因素解释我国和世界各地肝癌的致病因素，也不能用一种机制来解释肝癌的发病机制。一般认为，肝癌的发生涉及多种发病因素的协同作用，癌变的过程涉及多阶段，涉及许多基因的功能改变和相互作用。比较重要的因素有以下几点。

① 病毒性肝炎，肝硬化。

② 黄曲霉菌及其毒素。

③ 饮水污染。饮用被污染物质（如六氯苯、苯并芘、多氯联苯、三氯甲烷等有机物具有致癌、促癌或致突变作用）污染的沟渠水者，肝癌发生率明显高于饮用无污染的深井水者。

④ 其他因素。如长期饮酒和抽烟增加患肝癌的危险性，特别是增加乙型肝炎患者患肝癌的危险性；在我国的肝癌高发区，有肝癌家族聚集现象，提示肝癌具有遗传倾向，但有待研究证实。

2.临床表现

（1）亚临床肝癌或小肝癌　肝癌起病常隐匿，多在体检或普查中被发现，往往既无症状又无体征，只表现为甲胎蛋白升高和影像学上的肿块，称之为亚临床肝癌。肿块直径＜5厘米者，称为"小肝癌"。多数小肝癌为亚临床肝癌。有的肝癌虽小，但位于肝包膜下可有明显的疼痛，或位于肝门部可引起阻塞性黄疸；也有部分肿块直径＞5厘米，却无症状和体征，这与肝癌病灶的位置有关。

（2）肝癌临床症状　肝区疼痛、乏力、纳差、消瘦是最具特征的临床症状，明确诊断时多属晚期。常见临床症状如下。

① 肝区疼痛。最常见，间歇性或持续性，钝痛或胀痛，由癌肿迅速生长使包膜绷紧所致。肿瘤侵犯膈肌，疼痛可放射至右肩或左肩。向右下方生长的肿瘤可致右腰疼痛；突发性肝区剧痛或腹痛，提示有癌结节破裂出血；如出现腹水、腹膜刺激征和休克，则提示向腹腔破裂。

② 消化道症状。如胃纳减退、腹胀、恶心或呕吐、腹泻等，非特异性而易被忽视。

③ 乏力、消瘦、全身衰弱，晚期少数患者呈恶病质状态。

④ 发热。多为低热，偶见39℃以上，呈持续性或午后低热或弛张型高热。

转移灶和其他全身症状个体差异很大，可有自发性低血糖、红细胞增多症、类癌综合征等。

3.临床分期

2001年中国抗癌协会肝癌专业委员会修订的"原发性肝癌的临床诊断和分期标准"如下。

Ⅰa期：单个肿瘤最大直径≤3厘米，无癌栓、腹腔淋巴结及远处转移；肝功能分级Child A。

Ⅰb期：单个或两个肿瘤最大直径之和≤5厘米，在半肝，无癌栓、腹腔淋巴结及远处转移；肝功能分级Child A。

Ⅱa期：①单个或两个肿瘤最大直径之和≤10厘米，在半肝，无癌栓、腹腔淋巴结及远处转移；肝功能分级为Child A；②或两个肿瘤最大直径之和≤5厘米，在左、右两半肝，无癌栓、腹腔淋巴结及远处转移；肝功能分级为Child A。

Ⅱb期：①单个或两个肿瘤最大直径之和＞10厘米，在左、右两半肝，无癌栓、腹腔淋巴结及远处转移；肝功能分级为Child A；②或两个肿瘤最大直径之和＞5厘米，在左、右两半肝，无癌栓、腹腔淋巴结及远处转移；肝功能分级Child A；③或多个肿瘤，无癌栓、腹腔淋巴结及远处转移，肝功能分级为Child A；④肿瘤情况不论，有门静脉分支、肝静脉或胆管癌栓和/或肝功能分级为Child B。

Ⅲa期：肿瘤情况不论，有门静脉主干或下腔静脉癌栓、腹腔淋巴结或远处转移之一；肝功能分级为Child A或Child B。

Ⅲb期：肿瘤情况不论，癌栓、转移情况不论，肝功能分级为Child C。

4.并发症

可有肝性脑病、消化道出血、肝癌结节破裂出血、血性胸腹水、继发感染等。

5.诊断要点

早期肝癌多无临床症状。亚临床期肝癌诊断主要依赖甲胎蛋白和超声显像的检查，特别是对肝癌高危对象的定期筛查，年龄在35岁以上，有慢性肝炎（尤其是乙型肝炎、丙型肝炎）、肝硬化或乙肝病毒（HBV）慢性携带者至少每年筛查2次，可有效检出早期肝癌。诊断要点如下。

（1）临床表现 见前述。

（2）实验室检查和器械检查 ①血清甲胎蛋白（AFP）（最具特异性）；②γ-谷氨酰转肽酶及其同工酶（GGT）；③GGT同工酶（GGTⅡ）;④异常凝血酶原（DCP或AP）；血清岩藻糖苷酶（AFu）；⑤M_2型丙酮酸激酶（M_2-PyK）；⑥同工酶铁蛋白（AIF）；⑦α_1-抗胰蛋白酶（AAT）；⑧醛缩酶同工酶A（A-D-A）等；⑨实时超声显像（US）；⑩电子计算机断层扫描（CT），磁共振成像（MRI）；原发性肝癌血管造影；放射性核素显像；肝组织活检及细胞学检查等。

6.鉴别诊断

① 继发性肝癌；②肝硬化、肝炎；③肝脓肿；④其他肝脏良性或恶性肿瘤或病变。

7.预后

早期根治性切除者5年生存率约53.0%，其中多为小肝癌或大肝癌缩小后切除者；姑息性切除5年生存率仅12.5%；药物治疗少见生存5年以上者。晚期肝癌放化疗等综合治疗生存期多在3～6个月，1年以上已少见。

8.防治措施

① 积极治疗病毒性肝炎，乙肝病毒灭活疫苗预防注射不仅防治肝炎有效果，对肝癌预防也必将起到一定作用；避免不必要的输血和应用血制品；预防粮食霉变和进食霉变食品，改变饮食习惯（少吃未烹饪好的盐渍腌腊食品），改善饮用水水质，戒除饮酒（高度白酒、烈酒）嗜好和吸烟等，均有助于预防肝癌。

② 注重肝癌二级预防，尽可能早期发现、诊断和治疗；采用检测AFP与超声进行筛查，健康体检有利于查出早期肝癌。

③ 常用治疗方法有手术治疗；姑息性外科治疗；二步切除疗法；肝动脉栓塞化疗［如氟尿嘧啶、顺铂、丝裂霉素、多柔比星（阿霉素）等］；无水乙醇瘤内注射；射频损毁治疗，适用于肿瘤直径在5厘米以下、结节数量在3个以下

者；氩氦刀靶向损毁治疗（TCT）；经皮微波凝固治疗（MCT）；放射治疗，包括伽马刀治疗和肝动脉内注射^{90}Y微球、^{131}I-碘化油或放射性核素标记的单克隆抗体等可起内放射治疗作用等；导向治疗；生物治疗；化学药物治疗和中医药治疗等。

④ 综合治疗。有时使不能切除的大肝癌转变成可切除的较小肝癌。其方法有多种，一般多以肝动脉结扎加肝动脉插管化疗二联方式为基础，加放射治疗为三联，如合并免疫治疗为四联。以三联以上效果最佳。例如：第1周肝动脉导管内给顺铂，剂量为20毫克/天，连续给药3天；第2周做肝癌病灶局部精确定位，并进行伽马刀治疗；间隔一定时间后，根据病情和患者耐受情况，重复进行第2个疗程等；或第2周肝肿瘤区局部外放射，上午、下午各2戈瑞（200拉德）；连续3天；2周为1个疗程。如此隔周交替重复3～4个疗程。

二、中医辨证论治肝癌

肝癌分原发性和继发性（转移性）两种，前者为本书论述的肝脏本身的恶性肿瘤，后者是转移癌（从略）。祖国医学中所谓肝脏"积聚""癥瘕""瘿瘤""壅滞"等局部肿物与本病相似。

【病因病理】 中医认为肝癌多因肝气不舒，气血凝滞，更兼脏腑失和而诱发，病情进展快，严重耗伤气血，以致面色晦暗、蜘蛛痣、肝掌。临床早期症状常不明显。中晚期主要表现为右上腹痛，进行性肝肿大，表现为质硬的大结节，进行性食欲减退、腹胀、恶心、腹泻、乏力、日渐消瘦及恶病质。晚期可见昏迷、呕血、腹水等症状。

中成药治疗见后述。就总体而言，中药治疗应以扶正为主，可酌情加用斑蝥、土鳖虫、蜈蚣、蟾蜍、半枝莲、白花蛇舌草、半边莲、三棱、莪术、八角枫、苦参等。斑蝥及蟾蜍均有一定毒性，应用时须注意剂量和用法。

三、西药治疗肝癌

除前述防治措施中综合治疗方案外，简介以下化疗方案。

1.肝动脉栓塞化疗（TAE）

多采用碘化油混合化疗药或碘131或碘125化油，或钇90微球栓塞肿瘤远端血供，再用明胶海绵栓塞肿瘤近端肝动脉，使之难以建立侧支循环，致使瘤灶缺血坏死。化疗药物常用顺铂80～100毫克加氟尿嘧啶（5-FU）1克加丝裂霉素（MMC)10毫克［或多柔比星（阿霉素即ADM)40～60毫克］，先行动脉内灌注，再混合MMC10毫克于超声乳化的碘化油内进行远端肝动脉内栓塞，反复多次治疗，1年成活率可提高到65.2%。

2.无水乙醇瘤内注射

由超声导引下经皮肝穿于肿瘤内注射无水乙醇（酒精）治疗肝癌。以肿瘤直径≤3cm、结节数3个以内伴有肝硬化而不能手术的肝癌为首选。对于小肝癌可能临床治愈，肿瘤直径≥5厘米者效果差。

3.联合或序贯化疗

如每日顺铂20毫克加氟尿嘧啶750～1000毫克，静脉滴注共5天，每月1次，3～4次为1个疗程。或多柔比星（阿霉素）40～60毫克，第1天，继以氟尿嘧啶0.5～0.75克/天，静脉滴注共5天，每月1次，3～4次为1个疗程。或多柔比星加顺铂加氟尿嘧啶加干扰素，部分缓解率约26%，个别治疗后完全缓解。尚有报道顺铂加亚叶酸钙加氟尿嘧啶加米托蒽醌（米西宁）治疗27例，约1/3病例有效；丝裂霉素加氟尿嘧啶部分缓解率达38%；联用苦参素静脉滴注也有一定效果。

4.磁吸附多柔比星疗法

将多柔比星吸附或黏滞在磁微粒上动脉给药，应用体外高磁场将其固定在肝癌病灶周围，多柔比星便渗出血管并进入周围组织。到达周围组织后，多柔比星即可脱离磁微粒，作用于肝癌细胞，患者耐受相对良好。

5.生物工程药物治疗

干扰素α或干扰素γ、白细胞介素-2、肿瘤坏死因子以及淋巴因子激活的杀伤细胞、LAK细胞（天然杀伤细胞）、肿瘤浸润淋巴细胞（TIL）等已用于临床。

四、中医药治疗肝癌

1.常用方剂

（1）复方鳖蟾半枝莲丹参汤

组成：生鳖甲、丹参、干蟾皮、生山楂、半枝莲各30克，炙全蝎5克，三棱、莪术、苍耳子各15克，水蛭10克，狼毒6克。水煎3次，每次煎沸20分钟，合并煎液，分3次于餐前温服。每天1剂。适用于肝癌患者。

（2）复方知柏山萸杜仲汤

组成：知母、黄柏、山茱萸、山药、牡丹皮、泽泻、川续断、茯苓、怀牛膝各15克，杜仲、木瓜、甘草各10克。水煎3次，每次煎沸20分钟，合并煎液，分3次于餐前温服。每天1剂。适用于肝癌患者的姑息治疗。

（3）复方夏枯草牡蛎苡仁汤

组成：夏枯草、海藻、皂角刺各15克，生牡蛎、生薏苡仁、败酱草、紫丹参、白英、重楼（七叶一枝花）、红藤各30克，炮穿山甲12克，党参、土鳖虫各9克。水煎3次，每次煎沸20分钟，合并煎液，分3次于餐前温服。每日1剂。适用于肝癌患者姑息治疗。

（4）复方莪棱蛭肝癌散

组成：生三棱、生莪术、瓦楞子各18克，香附、木香、苏木、红花、陈皮、半夏、枳实、木通各15克，大黄9克，厚朴15克，延胡索（元胡）15克，砂仁5克。烘干制成散剂，口服，每次3克，每天3次，3～6个月为1个疗程。或遵医嘱，对症加减。适用于肝癌患者姑息治疗。

（5）复方扁归丹半枝莲汤

组成：白扁豆、当归、丹参、白蒺藜各9克，红花、香附子各6克，漏芦12克，瓦楞子、石燕各18克，半枝莲60克。水煎3次，每次煎沸20分钟，合并煎液，分3次于餐前饮服。适用于肝癌患者的姑息治疗。

（6）复方牡蛎白花蛇舌草汤

组成：生牡蛎、白花蛇舌草、碧玉散（包煎）各30克，生地黄、女贞子、川石斛、红藤、漏芦、八月札各15克，枸杞子9克，制香附、莪术、生山楂、赤芍、白芍各12克。水煎3次，每次煎沸20分钟，合并煎液，于早、中、晚餐前分次温服，每天1剂。适用于肝癌患者的姑息治疗。

（7）复方参芪莲舌汤

组成：西洋参10克（布包），黄芪15克，白术9克，紫丹参30克，水红花子30克，商陆6克，重楼30克，半枝莲30克，白花蛇舌草30克。水煎3次，每次煎沸20分钟，合并煎液，分3次于餐前温服，每2天1剂。布包西洋参在煎取药汁后，取西洋参药渣徐徐嚼服。若无西洋参，可用北沙参30克代替。适用于肝癌等患者辅助抗癌。必要时可加少许食糖调味后服用。

（8）复方参芪鳖金汤

组成：生晒参10克（布包），黄芪、鳖甲、八月札各12克，丹参、郁金、凌霄花、桃仁、香附各9克。水煎3次，每次煎沸20分钟，合并煎液，分3次于餐前温服。布包生晒参在煎取药汁后，取生晒参药渣徐徐嚼服。每2天1剂。适用于肝癌等患者抗癌姑息治疗。

（9）复方参芪甲牡汤

组成：黄芪、党参各15克，穿山甲、白术、茯苓（云苓）、柴胡、桃仁、丹参、苏木各9克，重楼、牡蛎粉各30克，鼠曲草12克。水煎3次，每次煎沸20分钟，合并煎液，分3次于餐前温服，每天1剂。适用于肝癌患者姑息治疗。

（10）复方归参汤合用定坤丸

组成：当归15克，小红参10克，薏苡仁15克，川白芍10克，醋香附12克，木香10克，郁金10克，紫河车10克，血余炭30克（冲服）。先将当归、小红参和薏苡仁用纱布包好，再与其他味共入砂锅内煎3次，每次煎沸20分钟，于餐前分3次，加入血余炭（每次10克）冲服。可配合定坤丸辅助抗肝癌。

（11）复方首乌鳖甲白花蛇舌草汤

组成：何首乌、生鳖甲、白花蛇舌草、鸡血藤、抽葫芦、茵陈、水红花子各30克，莪术、紫河车各6克，金钱草、板蓝根、生黄芪、阿胶（另烊化单独服用）各15克，当归、半夏、赤芍、白芍、川楝子、川厚朴、八月札、凌霄花各9克，广木香4.5克。阿胶单独烊化后服用。其余各味水煎3次，每次煎沸20分钟，分3次于餐前温服，每天1剂。适用于肝癌患者姑息治疗。

（12）复方归慈莲白花蛇舌草汤

组成：当归、山慈菇、半边莲、太子参、白花蛇舌草各30克，白术20克，昆布、海藻各12克，三棱10克。水煎3次，每次煎沸20分钟，分3次于餐前温服，每天1剂。适用于肝癌患者辅助治疗。

（13）复方白术水红花子汤

组成：白术、水红花子、茯苓、丹参、鸡内金各20克，柴胡、草豆蔻、木香、佛手、青皮各15克，郁金10克。水煎3次，每次煎沸20分钟，分3次于餐前温服。适用于肝癌患者姑息治疗。

（14）复方术苓芍蒲公英汤

组成：白术、茯苓、白芍、橘叶、川楝子、栀子各12克，蒲公英24克，桃仁、重楼（七叶一枝花）各9克，生甘草3克。水煎3次，每次煎沸20分钟，合并煎液，分3次于餐前温服。每天1剂。适用于肝癌等患者伴有轻度感染、低热时饮用。

（15）复方参芪术苓苡仁汤

组成：党参、生黄芪、炒白术、茯苓、香附、板蓝根、生地黄、赤芍、瓜蒌子各12克，薏苡仁24克，茵陈、枳壳、姜半夏、鹿角霜各9克，大黄、当归各6克。水煎，分3次于餐前温服，每天1剂。适用于肝癌伴有水肿、肝区疼痛、面色晦暗者服用。

（16）复方知柏萸苓山药汤

组成：知母、黄柏、山茱萸、茯苓、泽泻、怀牛膝、牡丹皮、川续断各15克，山药、生地黄各20克，杜仲、木瓜、甘草各10克。水煎3次，每次煎沸20分钟，合并煎液，分3次于餐前温服。每天1剂。适用于肝癌伴腹痛腹胀、水肿、腰膝酸痛的患者服用。

（17）肝癌外用贴

组成：高良姜、丁香、砂仁各9克，生姜15克，大蒜8枚（约30克），食盐5克。共捣为泥，敷贴于中脘、足三里（对穴）及肝区疼痛或不适处，每1～2天更换1次。适合肝癌伴见肝区及脘腹不适、胀满或疼痛的患者应用。

2.常用中成药

除可选用前述防治肝癌用的中医药方剂外，在《中华人民共和国药典临床用药须知》中药卷、《国家基本医疗保险和工伤保险药品目录》中还收载了以下中成药用于抗肝癌。

① 艾迪注射液（解毒消癥剂）；②复方斑蝥胶囊（解毒消癥剂）；③肝复乐片（化瘀消癥剂）；④槐耳颗粒（化瘀消癥剂）；⑤软坚口服液（化瘀消癥剂）；⑥ 康莱特注射液（化瘀消癥剂）；⑦消癥益肝片（化瘀消癥剂）；⑧平消胶囊（解毒消癥剂）；⑨中华肝灵胶囊（行气活血剂）；⑩苦参注射液。以上中成药均须仔细阅读药品说明书，在医生或药师指导下对症应用。

五、肝癌药膳调养

归芪参首乌鸡汤

主料　全当归1支（约20克），北黄芪20克，何首乌10克，太子参20克，乌鸡肉150克。

辅料　黄酒10克，精盐3克，葱节、姜片各10克。

烹饪与服法　乌鸡肉在沸水中氽去血水，洗净，剁切成小块后用黄酒码味去腥；北黄芪装入纱布袋中，扎紧袋口后与全当归、何首乌、太子参共入砂锅，注入清水约800克，大火烧沸后滗去浮沫，加入姜片和葱节，盖好，改用小火炖至骨酥肉烂时，弃纱布袋，调入盐味，分早、晚两次空腹热食，细嚼慢咽，温汤送服。每日1剂，15天为1个疗程。

功效　调养肝肾，益气补血。

适用人群　肝癌患者等体虚者。

八味猪肝

主料　猪肝150克，当归15克，川白芍、木香、郁金、小红参各10克，丹参、薏苡仁各15克，醋香附12克。

辅料　姜末、盐各3克，味精1克。

烹饪与服法　猪肝剔去筋膜，洗净，切成薄片；八味中药焙干（晒干）、研磨成粉，于蒸碗中与肝片拌匀，调入辅料入味并放置10分钟，入笼（锅）蒸熟（约15分钟）即成。空腹于晚上或早餐前热食，细嚼慢咽，徐徐服食。每日1剂，15天为一个疗程。

功效　缓解肝癌症状。

适用人群　肝癌患者肝气郁结、腹胀（痛）水肿或轻度腹水者。

百变搭配　体虚尚可加紫河车10克；有出血倾向者冲服血余炭30克。

缓解肝癌猪骨汤（九味骨汤）

主料　猪棒骨500克，北沙参30克，黄芪15克，白术9克，紫丹参30克，水红花子30克，商陆6克，重楼30克，半枝莲30克，白花蛇舌草30克。

辅料　盐或红糖适量。

烹饪与服法　猪棒骨洗净、砸破，剁成5厘米短节，与北沙参共入锅内，其余中草药装入纱布袋中，扎紧袋口，共入锅内，首次加水800克，煎沸时打去浮沫，改为小火煎（炖）至40分钟～1小时，滤取药汁；再加水500克煎沸30分钟，弃纱布袋，合并两次煎汁，小火浓缩至300克即成，弃骨留北沙参。食前可用盐或糖调味，空腹吃肉、北沙参，温汤1～2次送服。每日1剂，7～10天1个疗程。

功效　缓解肝癌症状。

适用人群　肝癌患者肝气郁结、胁肋和右腹不适者，轻度水肿者。

十味鸡肝

主料　鸡肝100克（约2副），白术、茯苓、水红花子、鸡内金各20克，柴胡、草豆蔻、木香、佛手、青皮各15克，郁金10克。

辅料　盐、姜末、葱末各适量。

烹饪与服法　鸡肝去筋膜，洗净，切成薄片；十味中草药焙（晒、烘）干后，研磨成粉，置于同一蒸碗中，加入辅料拌匀，放入笼（锅）内，反扣一个小于碗口的小盖或大菜叶子，盖好后蒸熟透即成。分2次空腹热食，每日1剂，7～10天为1个疗程。

功效　缓解肝癌症状。

适用人群　肝癌患者腹胀、胁肋不适、轻度水肿等。

百变搭配　鸭、鹅、猪肝与鸡肝可交替烹饪食用。

九味薯排

主料　紫皮红心甘薯150克，猪排骨150克，白术20克，当归、山慈菇、半边莲、太子参各30克，昆布、海藻各12克，白花蛇舌草25克，三棱10克。

辅料　盐3克，葱末、姜末各适量。

烹饪与服法　甘薯去根须，洗净，切成3厘米见方的块；猪排骨洗净，剁宰成寸段单（根）节；9味中草药烘（焙、晒）干，研磨成粉，与排骨和匀，再与辅料拌匀，甘薯放在碗底层，拌好的排骨放在甘薯上面，入笼（锅）内，盖上盖，蒸熟透即成。分2次空腹热食，每1～2日1剂，7～10天为1个疗程。

功效 缓解肝癌症状，有化积软坚之效。

适用人群 肝癌患者右胁肋胀满不适、疼痛者。

百变搭配 马铃薯、芋头可代替甘薯，若有鲜山药，其效更好。

半边莲糖茶

主料 半边莲25克，柴胡3克。

辅料 冰糖20克。

烹饪与服法 将半边莲洗净，切成寸段；柴胡用清水洗去浮尘后，共入沙锅内，加清水适量，煮沸半小时后取汁，加冰糖溶化后饮服，每日1剂。

功效 疏肝解郁，凉血解毒，利水消肿。

适用人群 肝癌患者肝气郁结者。

郁金草煮水鸭

主料 郁金9克，水鸭1只，车前草20克。

辅料 精盐5克，生姜10克，料酒10克，葱花3克，味精1克。

烹饪与服法 车前草洗净，切为寸段；郁金洗去浮尘，切为薄片；共入纱布袋中，扎紧袋口。水鸭宰杀后，去毛、内脏，洗净，用料酒抹匀鸭腹内外和全身去腥；并将洗净、拍碎的姜和纱布药袋放入鸭腹内，放入砂锅后注入清水约1000克，烧沸时打去浮沫；盖好，改为小火炖1小时，弃纱布袋，调入盐和味精；食前撒上葱花，分次空腹热食。每周2剂，可常服。

功效 养肝护肝，补益脾胃，清热祛湿，利水消肿。

适用人群 肝癌患者体虚、肝气郁结者。

百变搭配 半只家麻鸭可代替1只水鸭。

茯苓香菇鸭

主料 茯苓10～20克，香菇300克，麻鸭肉300克。

辅料 料酒10克，葱节、姜片各10克，精盐3克，味精1克。

烹饪与服法 香菇去根蒂，洗净，切成薄片；鸭肉在沸水中余去血水，剁切成小块，用料酒拌匀去腥，与茯苓、香菇片共入锅内，煮沸时打去浮沫，加入葱、姜、盐，盖好盖后改小火炖沸1小时，调入味精即成。空腹热食，每日1次，10天为1个疗程。

功效 养肝护肝，健脾利湿，利水消肿。

适用人群 肝癌患者肝气郁结者。

百变搭配 草菇、松茸以及其他食用蘑菇可代替香菇。取白茯苓15克，加水500毫升，煮沸30分钟，当茶饮。适用于肝癌患者轻度水肿，肝气郁结者。

莪青香七味蒸鸭（七味蒸鸭）

主料 莪术、郁金、白芍、制香附子各9克，青皮、陈皮、生姜各5克，鸭肉300克。

辅料 盐3克，味精1克，葱末3克，鲜汤50克。

烹饪与服法 将鸭肉在沸水中氽去血水，剁切成小块；将7味中药主料切细，捣磨成粉，与鸭肉块拌匀，加辅料和匀后置于蒸碗中，注入鲜汤，盖好盖，蒸至熟烂即成。空腹热食，每日1次，7～10天为1个疗程。

功效 疏肝理气，行气破瘀，消肿痛。

适用人群 肝癌患者肝气郁结，胁肋闷胀、疼痛者。

百变搭配 配合心理疏导。

陈香莪术蒸乳鸽

主料 陈皮6～9克，莪术6～9克，制香附子6～9克，乳鸽1只。

辅料 料酒10克，葱末、姜末各5克，盐适量。

烹饪与服法 将3味中药切细、捣成粉；乳鸽宰杀后去毛、内脏、洗净，剁切成小块，用料酒、盐等辅料码味15分钟后，再与中药粉拌匀，盛于蒸碗中，盖好盖，蒸至熟透即成。空腹温热食用。

功效 疏肝解郁，行气健脾，破瘀止痛，消肿。

适用人群 肝癌患者肝气郁结，胁肋胀痛，不适者。

百变搭配 鸽肝、鸽肫（胗、胃）处理干净后，可与生菜叶等炒熟食用。

猕猴桃根炖肉

主料 鲜猕猴桃根100克，猪瘦肉200克。

辅料 盐或糖适量。

烹饪与服法 将鲜猕猴桃根洗去泥沙，横切成薄片，用纱布包好、扎紧；猪瘦肉洗净，切块；共入砂锅，加水用大火烧沸后撇去浮沫，改小火炖至肉酥烂，弃纱布包，加盐或糖调味，温服，食肉饮汤汁。每天1剂。

功效 猕猴桃根含有一种肽多糖，除可抑制肿瘤外，还可延长肿瘤病人的生存期。

适用人群 肝癌、直肠癌。

百变搭配 猕猴桃300克洗净、去皮，取汁或直接与白糖20克合用，亦有辅助抗癌之效。

鸡蓉山药羹

主料 鸡肉100克，鲜山药200克。

辅料 黄酒、精盐、味精、生姜、湿淀粉、葱花各适量。

烹饪与服法 将鸡肉洗净后在沸水中焯一下，再洗净，放入汤锅内加水、生姜（洗净后拍碎）、黄酒，用小火煮沸30分钟，将鲜山药刮洗干净后切成薄片，上蒸笼用旺火蒸20分钟；然后在锅内放入炖煮鸡肉的汤汁；将煮过的鸡肉剁成末，将山药搅成泥后一起放入鸡汤汁中，加精盐煮沸，放入味精调味，用湿淀粉勾芡烧熟，盛入碗中，撒上葱花食用。可常食。

功效 补气虚，辅助抗肝癌等。

适用人群 肝癌患者。

百变搭配 畜瘦肉可代替鸡肉；若加入50克熟大枣，更适用于患白细胞减少症、血小板减少症的贫血患者。

八宝人参汤

主料 人参10克，菠萝、苹果、鲜桃、蜜橘、梨、莲子、西红柿、冬瓜各20克。

辅料 冰糖、香蕉精、水淀粉各适量。

烹饪与服法 将人参和莲子用清水洗去浮尘，放入碗内加水、冰糖蒸4小时，横切成薄片；苹果、梨、鲜桃洗净、去皮，切开去核，切成小片；蜜橘去皮去核，分成小瓣；菠萝去皮，切成小块；西红柿在沸水中烫一下，撕去表皮，切成小丁；冬瓜去皮，切成薄片；共入锅内，再添加适量开水，淹没全部主料，小火熬沸半小时，加冰糖适量，最后用水淀粉勾芡，加1滴香蕉精搅匀，盛入碗中。细嚼慢咽服食。

功效 清热除烦，生津止渴，补脾、益胃、护肝，辅助抗癌。

适用人群 肝癌等多种癌症病人、体虚者。

病后补虚汤

主料 党参、白术、山药、枸杞子、薏苡仁、芡实（鸡头米）各10克，猪瘦肉100克。

辅料 食盐或食糖适量。

烹饪与服法 将猪瘦肉刮洗干净，切成小块；其余六味主药用清水洗净浮尘，与备好的猪肉共入砂锅，加水约500毫升，小火烧至酥烂，分1～2次用盐或糖调味后服用。每周可服2～3剂。

功效 增强机体免疫力，辅助防癌、抗癌。

适用人群 肝癌、肺癌、食管癌、胃癌等体虚者。

土茯苓乌龟汤

主料 乌龟1只（约500克），土茯苓150克。

辅料 盐或糖适量。

烹饪与服法 将乌龟放入锅中，加水，置火上，待水烧沸后，捞出乌龟，洗净；将乌龟连壳斩开，去龟胃肠中污秽之物后洗净，再剁成约寸见方小块；土茯苓切成饮片；共入砂锅或瓦煲内，加入清水约2000毫升，小火烧沸后熬约2小时。分5天服用，每天早、晚餐前服1次，可加盐或糖调味后食龟肉和饮汤，温服。

功效 滋阴潜阳，益肾强骨，养血护肝，除湿解毒，通利关节。

适用人群 肝癌等病人保守治疗。

泥鳅猪肝薏苡仁汤

主料 活泥鳅150克，猪肝150克，薏苡仁50克。

辅料 生姜、葱、精盐、味精、胡椒、花椒、湿淀粉各适量，花生油15毫升，骨头汤800毫升。

烹饪与服法 将活泥鳅放在清水中，加精盐少许，养1天，去鳃和内脏，冲洗干净；生姜洗净切片；葱洗净，切段和花；猪肝洗净，切成薄片，加精盐少许拌匀，用湿淀粉上浆备用；将炒锅预热，下油烧至七成热，下生姜片、葱段炒香，下洗净的泥鳅翻炒至出鱼香味，加入骨头汤和薏苡仁，小火炖至薏苡仁酥烂，加入浆好的猪肝片（用筷子划开），煮沸几分钟至熟，放入胡椒、花椒、味精、精盐和葱花调味，温服。每2天1次。

功效 营养健身，辅助防癌、抗癌。

适用人群 肝癌伴有轻度水肿、腹胀、肝区不适者及体虚、免疫力低下者。

百变搭配 泥鳅可用鲫鱼、黄鳝代替；鹅肝、鸭肝、鸡肝可代替猪肝。

四物汤蒸鸡肝

主料 熟地黄15克，当归10克，川芎12克，白芍10克，鸡肝1个。

辅料 姜末、葱花各适量，精盐适量。

烹饪与服法 将四味中药用清水洗去浮尘，烘（焙）干后研为细末；鸡肝洗净，切成薄片，加少许精盐和姜末拌匀（去腥味），静置几分钟，然后再与四味药粉拌匀，入笼或蒸锅中上汽蒸10分钟，即熟透。趁热时撒上葱花，空腹热食。每天1剂。10～15天为1个疗程。

功效 补血，辅助抗癌。

适用人群 肝癌伴有贫血，白细胞、血小板减少者，免疫功能低下者。

百变搭配 猪肝、鹅肝、鸭肝可代替鸡肝；若再将阿胶10克烊化后冲服，效果更佳。

香菇枸杞山药粥

主料 香菇（鲜）200克，枸杞子15克，鲜山药100克，粳米50克。

辅料 骨肉汤1500毫升，独头蒜10枚。

烹饪与服法 将枸杞子和粳米分别淘洗干净；鲜山药刮洗干净后切成薄片；香菇（鲜）去蒂，洗净，切成薄片；上述主料共入砂锅，加入骨肉汤和去皮、洗净的独头蒜，小火熬至独头蒜酥烂、粥稠，趁热慢服。可常食，半个月为1个疗程。

功效 养肝健身，辅助抗癌。

适用人群 肝癌患者，免疫力低下者尤为适用。

百变搭配 牛肝菌、松茸、鸡枞菌、口蘑、平菇、金针菜（金针菇）等食用蘑菇可代替香菇；糯米可代替粳米；食用薯蓣（脚板苕）可代替山药。

香菇苡仁十味粥

主料 鲜香菇250毫克，薏苡仁20克，玉米、小米、糯米、小麦、荞麦、黑大豆、赤小豆、绿豆各15克。

辅料 骨头汤2000毫升，精盐或食糖各适量。

烹饪与服法 将鲜香菇去根蒂，洗净；其余九味分别淘洗干净后，共入砂锅（或不锈钢锅）内，注入骨肉汤，小火熬至谷豆酥烂、粥稠，加精盐或食糖调味食用。可常服，15天为1个疗程。

功效 健体强身，辅助抗癌，兼消水肿。

适用人群 肝癌患者。

百变搭配 猪骨肉汤、牛骨头汤、猪肝汤等均可作为高汤原料熬粥用；其他食用菇、木耳可代替香菇熬粥。

嫩玉米枸杞粥

主料 嫩玉米100克，枸杞子15克，粳米100克。

辅料 骨头汤1000毫升，盐或食糖各适量。

烹饪与服法 将三味主料分别淘洗干净，共入锅内，然后注入骨头汤，小火熬成稠粥，加盐或食糖调味后温服。15天为1个疗程。

功效 补益肝肾，明目养生。

适用人群 肝癌患者。

百变搭配 干玉米应减半，开水泡涨后熬粥，亦可用50克玉米粉代替；糯米代替粳米，效果更佳。

六、肝癌辅助食疗

1.肝癌与相关不良生活饮食方式

浙江大学肿瘤研究所郑树教授与美国斯坦福大学、加州大学合作，对移民到美国的中国（浙江省籍）大肠癌的发病率进行调查，发现生活在同一纬度、同样居住环境的加州华人，其大肠癌、直肠癌发病率远高于移民到美国的中国浙江人。以1个病人与3个健康人的比例，两地各选择了1200人进行了生活习惯的统计分析，结果发现：移民美国20年的华人患大肠癌的危险性竟比浙江居民高出3～5倍。因为在美国，长期摄入高热量、高蛋白、高脂肪的饮食，又缺少运动的生活方式，是导致大肠癌高发的罪魁祸首。难怪美国人惊呼"文明人痛快地吞进了'文明病'，用自己的牙齿在制造坟墓！"国内相关资料显示，除乙型病毒性肝炎、丙型病毒性肝炎、血吸虫病、肝硬化是肝癌的诱因之外，食用亚硝酸盐（如泡菜、腌腊制品等）、黄曲霉菌及毒素污染的食品（花生、玉米、豆类、甘蔗等）、长期酗酒或嗜酒成性者，也是肝癌的高危人群。肝癌高发区水、土壤、粮食、人的头发及血液中含铜、锌量较高，钼、硒含量较低。

由上所述，改善人居环境，预防粮食霉变，改进饮水水质，戒除饮酒嗜好，注意均衡营养，改变不良饮食习惯，可能是降低肝癌发病率的有效途径之一。如20世纪70年代，就提出改水（饮用深井水代替渠、池、塘水和露天浅井水）、防霉（改吃面粉、大米代替玉米）和防肝炎（乙型肝炎、丙型肝炎）、防血吸虫病。避免食用亚硝酸盐如泡菜、腌腊制品（宜少吃），不能用锅底水等烹煮菜肴；禁止霉变的玉米、花生、豆类、甘蔗等霉变制品在市场流通，要像检查"三聚氰胺"那样检查黄曲霉菌及其毒素的限量。广西扶绥、江苏启东、福建等地肝癌高发区普查并进行科普食疗教育防癌，则有可能降低肝癌发病率。

2.辅助抗癌防癌食品简介（名录）

供大众食用，具有辅助抗癌防癌的食品简介如下，供选用。

（1）**蔬菜类** 甘蓝、花椰菜（蓝花菜、白花菜）、白菜、油菜、菠菜、芥菜（大头菜）、雪里蕻、蕹菜、韭菜、莴苣、莴笋、芹菜（西芹）、胡萝卜、番茄、芦笋、茭白、茼蒿、马齿苋、黄瓜、洋葱、大蒜、薤白。

（2）**五谷杂粮类** 小麦、玉米、荞麦、芋头、红薯、马铃薯。

（3）**豆类** 大豆（黄豆）、黑豆、刀豆、扁豆、菜豆、赤小豆、豆芽、豆腐（豆干、千张、腐竹、豆花）。

（4）**食用蘑菇类** 香菇、黑木耳、白木耳、猴头菇、竹荪、松茸、平菇、草菇、菌灵芝、冬虫夏草、茯苓、鸡脚菇、鸡枞蕈、牛肝蕈、香蕈。

（5）**水果类** 苹果、郎果、红枣、桂圆、桑葚、乌梅、柑橘、青果、猕猴桃、木瓜、西瓜。

（6）**水产类及其他** 泥鳅、章鱼、虾、鹅血、菱角、海带、螺旋藻、紫菜、淡菜、海参、牡蛎、燕窝。

七、肝癌辅助食疗食谱

清蒸香菇茄

主料 白茄子500克，香菇50克，大蒜100克。

辅料 精盐、味精、姜末、葱花、芝麻油各适量，黄酒20毫升。

烹饪与服法 将白茄子去脐和蒂中筋（蒂亦可食用），洗净，对剖成两半；香菇加水浸发后洗净，一切为二（以鲜品为佳）；大蒜去皮，洗净。将香菇摆放在盘子底层，第二层放茄子，上层放上大蒜，撒上姜末、精盐、味精，浇上黄酒，在蒸笼内上汽蒸20分钟至熟；出笼后淋芝麻油、撒上葱花佐餐食用，亦可空腹热食。可常食。

功效 辅助抗癌。

适用人群 肝癌、肺癌、胃癌等患者。

百变搭配 大蒜含硒丰富，宜趁热食用。其他各种茄子均可替换烹饪食用；各种食用蘑菇以鲜品为佳，可任意互换烹饪成菜肴，均有辅助抗癌的效应。

苦瓜炒肉丝

主料 苦瓜500克，猪瘦肉100克。

辅料 大豆油、精盐、葱段、葱末、味精各适量，湿荠粉10克，姜末20克，高汤适量。

烹饪与服法 将苦瓜去柄蒂和瓤，洗净，划花刀后切段，用精盐渍片刻再顺切成薄片；猪瘦肉洗净后切成细长丝，加精盐少许码味，用湿荠粉上浆。炒锅预热，加大豆油，烧至七成热时，下葱段和姜末炒香，放入猪瘦肉丝煸炒几下，再放入苦瓜片一起煸炒片刻，加高汤焖几分钟至熟，再加味精、精盐调味翻匀，盛入盘中，撒上葱末佐餐食用，或空腹热食。可常食。

功效 清热祛暑，滋肝养血，和脾补肾，明目解毒。

适用人群 癌症（肝癌、胃癌、食管癌和大肠癌等）患者。

百变搭配 其他畜、禽瘦肉均可代替猪瘦肉。

干煸苦瓜青椒

主料　苦瓜250克，嫩青椒250克。

辅料　玉米油50克，精盐、味精各适量。

烹饪与服法　苦瓜去柄蒂和瓤，洗净，切成长丝；嫩青椒去蒂，洗净后顺切成长丝。炒锅预热，加入玉米油，烧至七成热时，放入苦瓜丝和嫩青椒丝，煸炒至九成熟时，加精盐和味精调味，翻炒均匀，盛入盘中佐餐食用。

功效　健胃助食，辅助抗癌、防癌。

适用人群　肝癌、胃癌、肺癌、大肠癌、食管癌患者。

百变搭配　怕辣的食者可选用鲜柿子椒。各种鲜嫩的柿子椒、海椒、青椒均可烹饪食用。

萝卜枸杞玉米粥

主料　萝卜250克，枸杞子10克，玉米粉100克。

辅料　骨头汤800毫升，盐或食糖适量。

烹饪与服法　将萝卜洗净后切成丁，枸杞子用水洗去浮尘，然后共入锅内，注入骨头汤，煮至萝卜丁快熟时，在搅拌的情况下徐徐撒下玉米粉，边撒边搅，煮熟后用盐或食糖调味，温服。可常服。

功效　补肝肾，养血，明目，辅助抗癌。

适用人群　肝癌患者。

百变搭配　小米可换玉米粉。

嫩玉米香菇粥

主料　嫩玉米100克，粳米50克，香菇（鲜）100克。

辅料　骨肉汤1500毫升，盐或糖各适量。

烹饪与服法　将嫩玉米、粳米分别淘洗干净；香菇（鲜）去根蒂，洗净，切成4瓣；共入锅中，加入骨肉汤，小火熬成稠粥，加盐或糖调味后，温服。可常服。

功效　健身美容，增强免疫力，辅助抗癌。

适用人群　肝癌患者。

百变搭配　糯米可替换粳米；牛肝蕈、金针菜（金针菇）、鸡枞蕈等可替代香菇。方中尚可加虾仁、火腿丁等。

香菇猪肝汤

主料　鲜香菇200克，猪肝200克。

辅料　骨肉汤500毫升，姜末、葱花、精盐、湿荠粉、胡椒粉、花椒粉各适量，花生油50毫升，味精少许。

烹饪与服法 鲜香菇去根蒂，洗净后切成薄片；猪肝洗净后切成薄片，加少许精盐拌匀，用湿芡粉和少量姜末拌匀上浆，码味3分钟；炒锅预热后，加油烧至七成热，下姜末炒香，加入骨肉汤和鲜香菇片，烧沸后加入上浆码味的猪肝片，用筷子划散，再烧沸后3分钟撒入胡椒粉、花椒粉、葱花、味精和精盐调味，熟后热食。可经常服食。

功效 健身美容，增强免疫力，辅助抗癌。

适用人群 肝癌患者。

百变搭配 香菇可用草菇、松茸、鸡㙡蕈、牛肝蕈、平菇、金针菜（金针菇）等代替；猪肝可用鸡、鸭、鹅等禽肝或猪瘦肉代替。

木耳炒肝片

主料 木耳50克，猪肝200克。

辅料 清油、豆瓣汁、湿淀粉、姜片、葱段、精盐各适量。

烹饪与服法 木耳用温水发涨后去蒂，洗净，沥干水分；猪肝洗净，去筋膜后切成薄片，用豆瓣汁拌匀码味，湿淀粉上浆备用；炒锅预热后，加清油烧至七成热时，下姜片、葱段炒香，下猪肝片炒几下，再放进木耳煸炒均匀，加精盐调味后佐餐食用。可常食。

功效 健身美容，增强免疫力，辅助抗癌。

适用人群 肝癌患者。

枸杞怀山猪肝粥

主料 枸杞子12克，鲜怀山药50克，粳米50克，猪肝100克。

辅料 骨肉汤1000毫升，姜末20克，清油适量，盐或食糖少许。

烹饪与服法 枸杞子和粳米分别淘洗干净；鲜怀山药刮洗干净后切成薄片；猪肝洗净，去筋膜，切成细丁；炒锅预热后，加清油烧至七成热时，加姜末和猪肝煸炒出香味，加入骨肉汤、枸杞子、山药片、粳米，小火熬成稠粥，可加少许盐或食糖调味后服食。

功效 对肝肾亏虚者具有滋补和调理作用。

适用人群 肝癌患者。

百变搭配 鸡、鸭、鹅等禽肝可以代替猪肝；糯米可代替粳米；若方中加香菇100克，熬成稠粥，供肝癌患者食用，效果更好。

赤小豆鸭肉粥

主料 赤小豆30克，鸭肉50克，稻米100克。

辅料 姜末 50 克，冰糖 20 克。

烹饪与服法 赤小豆与稻米分别淘洗干净；鸭肉在沸水中氽去血水，切成肉丁；共入锅内，注入清水，大火煮沸，滗去浮沫后，加入姜末，盖好盖，改用小火煮成稠粥（约 40 分钟），冰糖调味后热服。每日空腹时早上或晚上服用为佳，可常食。

功效 滋养肝肾，补益脾胃，利水消肿。

适用人群 肝癌肝气郁结者。

百变搭配 粟米、荞麦、燕麦可代替稻米。

姜橘鲫鱼羹

主料 生姜、橘皮各 10 克，活鲫鱼 250 克。

辅料 胡椒、葱各 5 克，精盐 1 克，料酒 6 克。

烹饪与服法 将鲫鱼去鳃、鳞、内脏，洗净，加入精盐、料酒腌渍；将生姜洗净，拍碎，与橘皮、胡椒装入纱布袋，扎紧袋口，放入砂锅中，加入清水煮 30 分钟，放入鲫鱼、葱，武火烧沸后，改用文火炖至鱼骨肉分离时，弃药袋和鱼骨（刺），加盐调味。空腹热食，每日 1 剂，10 ～ 15 天为 1 个疗程。

功效 温胃，益肝，散寒，止痛。

适用人群 肝癌患者脾胃虚弱、厌食者。

百变搭配 鲳鱼、鳙鱼头可代替鲫鱼。

田螺肉萝卜汤

主料 田螺肉 100 克，红皮白萝卜 200 克。

辅料 生姜 10 克，大蒜 10 克，葱花 3 克，盐 3 克，鲜汤 500 克。

烹饪与服法 将田螺肉洗净、切成薄片；红皮白萝卜洗净，切成薄片；生姜洗净、拍碎；大蒜去皮、洗净；将螺肉片、生姜、大蒜和鲜汤共入锅内，武火烧沸后，改用小火炖 30 分钟，加入萝卜片，煮沸 20 分钟，加盐和葱花，盛于碗中。空腹热食，每日 1 剂，10 ～ 15 天为 1 个疗程。

功效 补气血，益肝肾，温胃和血。

适用人群 肝癌患者肝气郁结者。

百变搭配 溪螺、塘螺、海螺肉可代替田螺肉。

扁豆螺肉汤

主料 白扁豆 60 克，田螺肉 100 克。

辅料 姜片、葱节各 10 克，味精、香油、胡椒粉各 1 克，鲜汤 500 克。

烹饪与服法 白扁豆洗干净后切段，田螺肉洗净后切成薄片，与姜片、葱节、鲜汤共入锅内，武火烧沸后，改为小火炖至螺肉熟透，用味精、香油和胡椒粉调味，盛于碗中。空腹热食。每日1剂，10～15天为1个疗程。

功效　补脾胃，益肝肾，清热利水。

适用人群　肝癌患者肝气郁结者。

百变搭配　黑白豆可代替白扁豆；溪螺、塘螺、海螺肉可代替田螺肉。

赤豆螺肉汤

主料　赤小豆60克，螺肉100克。

辅料　姜末10克，独蒜5个，盐3克，葱花3克，鲜汤500克。

烹饪与服法　将赤小豆淘洗干净；螺肉洗净，切成薄片；独蒜去皮、洗净并切成片，三者共入锅内，加入鲜汤，武火烧沸后打去浮沫，加入姜末，改为小火，盖好盖并炖至熟透，加盐和葱和匀，盛于碗中。空腹热食，每日1剂，7～10天为一个疗程。

功效　清热利水，止痛消肿。久食可减肥。尚有补钙之效。

适用人群　肝癌患者伴有腹水者。

百变搭配　螺肉分田螺、溪螺、塘螺和海螺，可相互交替烹饪服用。

胡萝卜煲田螺肉

主料　胡萝卜200克，田螺肉100克。

辅料　料酒10克，葱节、姜片、酱油各5克，鲜汤100克，盐2克，白糖、味精各1克，菜籽油20克，湿淀粉2克。

烹饪与服法　胡萝卜洗净，切成3厘米见方小块；螺肉洗净、切片；菜籽油在炒锅中烧至六七成热时，放入姜、葱爆香，随即加入田螺肉、胡萝卜，翻炒两三下后注入鲜汤，放入料酒、盐、白糖、酱油，大火烧沸后改用文火煲10分钟，调入味精和湿淀粉，盛于碗中即成。空腹热食，每日1剂，7～10天为1个疗程。

功效　清热解毒，消肿止痛。

适用人群　肝癌患者伴疼痛、水肿者，肝气郁结者。

百变搭配　溪螺、塘螺、海螺可代替田螺。

豆腐鳅鱼汤

主料　泥鳅（鳅鱼）300克，豆腐300克。

辅料　料酒10克，姜片、葱节各10克，独蒜5个，鲜汤500克，盐3克，花生油20克，味精、胡椒粉各1克。

烹饪与服法　泥鳅宰杀后去鳃、内脏、脊柱骨和头，洗净切片；豆腐洗净，切成4～5厘米方块；花生油在炒锅内烧至七成热时，将葱、姜爆香，放入鱼片翻炒入味，注入鲜汤烧沸，加入豆腐、料酒、精盐、独蒜（去皮、洗净），煮沸15分钟，调入味精、胡椒粉即成。空腹热食，每日1剂，10～15天为1个疗程。

功效 滋养肝肾，清热利湿，利水消肿。

适用人群 肝癌患者肝气郁结者。

百变搭配 鳝鱼、鳗鱼可代替泥鳅（鳅鱼）。

鳅鱼牛奶饮

主料 泥鳅（鳅鱼）300克，牛奶250毫升，薤白10个。

辅料 冰糖60克，鲜汤150克。

烹饪与服法 将泥鳅宰杀，去鳃、内脏、脊柱骨、鱼头，洗净；薤白洗净、沥干；共入锅内，加入鲜汤，小火炖至酥烂，加入冰糖溶化，加入牛奶，小火三沸即成。分2次空腹热食。每日1剂，10～15天为1个疗程。

功效 滋养肝肾，利湿解毒。

适用人群 肝癌患者肝气郁结者。

百变搭配 鳝鱼、鳗鱼可代替鳅鱼。羊奶代替牛奶，则名鳅鱼羊奶饮。

荸荠菜叶猪肝

主料 荸荠100克，猪肝200克，生菜叶100克。

辅料 料酒10克，姜片、葱节、白糖各5克，盐3克，菜籽油20克，淀粉10克。

烹饪与服法 荸荠洗净，去皮，切薄片；生菜叶洗净，切寸段；猪肝剔去筋膜，切薄片放于碗内，加盐1克拌匀，用淀粉加少量水上浆，均匀分散地放入七成热的油锅中（锅内先将姜、葱爆香），炒散后下荸荠片、生菜叶、料酒、白糖、盐炒匀，断生勾入湿淀粉即成。空腹或佐餐食用。每日1次，可常服。

功效 滋养肝肾，清利湿热，利水消肿。

适用人群 肝癌患者伴肝气郁结者。

百变搭配 鸡、鸭、鹅等禽肝可代替猪肝。

荸荠豆芽豆腐汤

主料 荸荠、黄豆芽各100克，豆腐200克。

辅料 姜片、蒜片、葱节各5克，花生油20克，鲜汤500克，胡椒粉1克，盐适量。

烹饪与服法 荸荠洗净，去皮，切薄片；黄豆芽择洗干净；豆腐洗净，切块，备用。油在锅内烧至六七成热时，下姜、葱、蒜煸香，加入荸荠片、豆芽炒匀后注入鲜汤，煮沸15分钟后放入豆腐、盐、胡椒粉，再煮沸3分钟即成。空腹或佐餐热食。每日1次，可常食。

功效 补益气血，清利湿热，利水消肿。

适用人群 肝癌患者肝气郁结者。

百变搭配 绿豆芽、青菜叶可代替黄豆芽。

荸荠肉包

主料 荸荠100克，猪五花肉50克，面粉200克。

辅料 姜末、葱末、蒜泥各5克，酱油10克，盐2克，鸡蛋1个，淀粉适量。

烹饪与服法 荸荠洗净，去皮，剁碎；猪肉洗净，剁成泥；与姜、葱、蒜、盐、酱油共入碗内，打入鸡蛋，可加适量淀粉，拌成馅，待用。面粉加水揉成面团，分成12小坨，擀成12张面皮，加馅做12个包坯，入笼或蒸锅内蒸熟即成。早晚空腹当主食。可常服。

功效 养肝护肝，清热利湿。

适用人群 肝癌患者肝气郁结、轻度水肿者。

百变搭配 禽肉可代替猪五花肉。

番茄花椰煲蚌肉

主料 番茄、蓝花椰菜各200克，蚌肉100克。

辅料 酱油10克，姜片、葱节、蒜片各5克，鲜汤200克，花生油30克，淀粉3克，味精2克，胡椒粉1克，盐5克。

烹饪与服法 番茄洗净，切薄片；蚌肉洗净，切薄片，加盐2克、淀粉拌匀上浆；蓝花椰菜剥去老皮，掰成小朵（茎切薄片）；待用。将花生油在炒锅中烧至六七成热时，放姜、葱、蒜煸香，下蚌肉炒至变色，放入蓝花椰菜、番茄、酱油、精盐，掺入鲜汤烧沸，调入味精、胡椒粉即成。空腹或佐餐食用。每日1次，可常食。

功效 养肝护肝，补中益气，清热利湿。

百变搭配 蓝花椰菜亦称西兰花、蓝花菜或绿花菜，可用白花菜代替；蚌肉可用螺肉代替。

木耳豆腐肉片

主料 水发木耳50克，豆腐200克，猪瘦肉片100片。

辅料 花生油20克，葱节、姜片、大蒜片各10克，鲜汤150克，郫县豆瓣5克，盐3克，水淀粉20克，味精、胡椒粉各1克。

烹饪与服法 水发木耳择洗干净，撕成小朵，沥干；豆腐洗净，沥干，切成3厘米见方小块；猪瘦肉洗净，切成薄片，用盐1.5克拌匀码味2分钟后，用淀粉10克上浆。油在炒锅中烧至六七成热时，下葱、姜、蒜煽香，均匀分散下入上浆肉片炒散，加郫县豆瓣炒出香味，放入木耳，注入鲜汤煮沸5分钟，放入豆腐块、盐煲沸3分钟，勾入水淀粉10克，调入味精、胡椒粉即成。空腹或佐餐食用。每日1次，可常食。

功效 养肝护肝，益气和中。

适用人群 肝癌患者肝气郁结者。

百变搭配 香菇、草菇、平菇等食用蘑菇可代替黑木耳。

香菇肉片菜汤

主料 鲜香菇200克，猪瘦肉片100克，生菜叶100克。

辅料 独蒜10个，葱节10克，姜片5克，盐3克，味精、胡椒粉各1克，鲜汤300克，湿淀粉10克，花生油20克。

烹饪与服法 鲜香菇洗净（去根、蒂）、沥干；猪瘦肉用盐1.5克拌匀码味2分钟后用湿淀粉上浆；生菜叶洗净，切寸段；独蒜去皮、洗净。油在炒锅中七成热时，下葱节、姜片煽香，下独蒜、香菇、鲜汤煲沸15分钟至独蒜酥烂时，均匀分散放入猪肉片，煮沸后放入生菜叶、盐，再煮沸3分钟，调入味精、胡椒粉即成。空腹或佐餐食用。每日1次，可常食。

功效 养肝护肝，增强免疫力。

适用人群 肝癌患者肝气郁结者。

芦笋鳅鱼汤

主料 芦笋250克，鳅鱼（泥鳅）250克，薤白10个。

辅料 料酒、姜片、葱节各10克，盐3克，花生油20克，鲜汤500克，淀粉10克，味精、胡椒粉各1克。

烹饪与服法 芦笋洗净，对剖后切成寸半段；薤白洗净后与鲜汤共煮至酥烂时待用（约15分钟）。鲜鳅鱼去鳃、脊柱骨和内脏，洗净后用盐、料酒和胡椒粉码味2分钟，加淀粉拌匀上浆；均匀分散地加入另一以七成热油将姜片、葱煽香的油锅中，炒散至出鱼香味时，转入滚沸的芦笋薤白汤锅中，煮沸3分钟即熟，调入盐和味精，盛于碗中。空腹热食。每日1次，10～15天为1个疗程。可常食。

功效 养护肝肾，营养丰富，增强免疫力，辅助抗癌、防癌。

适用人群 肝癌等癌症患者，体虚者及预防肿瘤。

百变搭配 鳅鱼可换成鳝鱼等。

海参香菇鸭

主料 老麻鸭1只，海参1个，鲜香菇500克。

辅料　精盐10克，味精1克。

烹饪与服法　将鸭宰杀后，去毛及内脏，洗净后切成小块，海参发涨后剖开去内脏，洗净，切片；鲜香菇洗净，去根蒂，共入砂锅内，注入清水约1500克，大火烧沸后，滗去浮沫，加盖，改为小火炖至骨酥肉烂，加盐和味精调味即成。3天内分次空腹热食，细嚼慢咽，温汤送服。大约1周服2剂，1个月为1个疗程。

功效　扶正、补虚，抗癌。香菇多糖、海参多糖均有抗癌、增强免疫力之效。

适用人群　肝癌等体虚患者。

百变搭配　草菇、茶菇、松茸等食用菇可代替香菇。

草菇炒鹅肝

主料　草菇250克，鹅肝1副（约100克）。

辅料　精盐3克，姜片5克，葱节10克，淀粉5克，花生油20克，郫县豆瓣5克，鲜汤50克。

烹饪与服法　将草菇去根蒂、洗净、切片；鹅肝去筋膜、洗净、切片；油在炒锅中七成热时，下姜片、葱节、豆瓣煸香；放入草菇片和鲜汤，加盖，中火衡沸约10分钟；鹅肝去筋膜，洗净，切片，用盐1.5克码味2分钟，加淀粉拌匀上浆，均匀分散地放入衡沸的草菇锅内，小心翻匀，至鹅肝变色时，调入余盐（可用味精1克）调味即成。空腹或佐餐食用。每日1次，10～15天为1个疗程。

功效　扶正、补虚，抗癌。

适用人群　肝癌等体虚患者。

百变搭配　香菇、白菇、口蘑等可代替草菇；鸭、鸡、猪肝等可代替鹅肝。

枣灵芝煲乌龟

主料　灵芝片20克，乌龟1只（约500克），红枣10个，猪棒骨500克。

辅料　生姜20克，葱节10克，味精1克，盐5克。

烹饪与服法　将乌龟去内脏，洗净，切块；红枣干品需发涨，洗净、去核；灵芝片洗去浮尘；猪棒骨洗净，砸破，切段；共入锅内，倒入清水约1000克，大火烧沸，打去浮沫，加入洗净、拍碎的姜和葱节，加盖，改用小火炖至猪骨肉分离，弃猪骨，调入盐和味精即成。空腹分早、晚热食。每2日1剂，15天为1个疗程。

功效　扶正补虚，抗癌防癌，增强免疫力。

适用人群　肝癌等体虚患者。

百变搭配　龟可换成鳖。

灵芝炖猪蹄

主料 灵芝片20克，猪蹄1只（约500克）。

辅料 料酒5克，精盐5克，葱花3克，姜片5克，味精适量。

烹饪与服法 灵芝片洗去浮尘后；猪蹄在明火上烧去残毛，猪皮起泡后，在清水中刮洗干净，对剖成两半后，剁成小块，用料酒码味10分钟，共入锅内，注入清水约1000克，大火烧沸后滗去浮沫，加入姜片，盖好盖，改小火衡沸至骨酥肉烂，调入盐和味精即成。空腹早、晚热食，食前在滚热汤中现撒葱花以增食欲。每日1剂，15天为1个疗程。

功效 含灵芝多糖和猪蹄多肽，均有养肝护肝、防癌抗癌之效。

适用人群 肝癌等体虚者。

百变搭配 出锅前5分钟，加入洗净、切段的生菜叶煮熟食用，既增加维生素、膳食纤维，又降低油腻感。草菇100克或香菇100克可替换20克灵芝。

松茸鲍鱼汤

主料 水发松茸（松蘑、松菇、松覃）150克，水发鲍鱼150克。

辅料 鲜鸡汤500克，精盐、葱花、姜末各适量，胡椒粉1克。

烹饪与服法 将水发松茸、鲍鱼分别洗净，切片，一起加入滚沸的鲜鸡汤中，中火煮10分钟（加盖），调入全部辅料即成。空腹热食，每日1剂，15天为1个疗程。

功效 丰富的营养成分和扶正效果，可辅助防癌、抗癌。

适用人群 肝癌等体虚患者。

虫草炖鸭

主料 冬虫夏草5～10克，老雄鸭1只。

辅料 精盐5克，姜片5克，味精1克。

烹饪与服法 将鸭宰杀、去毛（内脏处理干净，另做菜肴），洗净，剁成小块，与洗净的虫草共入锅内，注入清水约1500克，大火炖沸后打去浮沫，加姜片和盐，盖好盖，改用小火衡沸至鸭骨酥肉烂，调入味精即成。3日内宜早、晚空腹热食。每周1～2剂，分次服用，半个月为1个疗程。

功效 滋补营养，增强免疫力，辅助防癌、抗癌。

适用人群 肝癌等体虚患者。

百变搭配 鸭内脏可与莴笋叶等鲜菜烹饪成家常菜肴。

第四章 肝性脑病食疗与用药

一、西医识肝性脑病

肝性脑病，指严重肝病引起的、以代谢紊乱为基础的中枢神经系统功能失调的综合征。以往"肝昏迷"只相当于肝性脑病的第4期，并不能代表其全部。肝性脑病亚临床或隐性肝性脑病指无明显临床表现和生化异常，仅能用精细的智力试验和/或电生理检测才能下诊断。在亚临床或隐性肝性脑病与"肝昏迷"之间还存在不同深度的表现，可分为三型：A型为与肝衰竭相关的肝性脑病；B型为明显门体分流但无内在肝病的肝性脑病（少见）；C型包括了大多数的肝性脑病，是在肝硬化或慢性肝病基础上发生的，多有明显的门体侧支循环（门体分流性脑病）。

肝性脑病在临床常分为四期：一期（前驱期）、二期（昏迷前期）、三期（昏睡期）、四期（昏迷期）。

1.临床表现与诊断要点

（1）**急性肝性脑病** 常见于暴发性肝炎，有大量肝细胞坏死和急性肝功能衰竭，可有诱因，患者在起病数日内进入昏迷直至死亡。昏迷前可无前期症状。

（2）**慢性肝性脑病** 多是门体分流性脑病，由大量门体侧支循环和慢性肝功能衰竭所致，多见于肝硬化患者、门腔分流手术后，以慢性反复性发作木僵与昏迷为突出表现，常有进食大量蛋白质食物、上消化道出血、感染、大量或快速放腹水、大量排（利）尿等诱因。在肝硬化终末期所见的肝性脑病进展缓慢，昏迷逐渐加深，最后死亡。

（3）除了患者有性格、行为改变外，常有肝功能严重受损表现，如明显黄疸、出血倾向、肝臭和扑翼样震颤等；可并发各种感染、肝肾综合征、脑水肿及心、肾、肺等脏器损害，导致低血糖、低血压、少尿、呼吸衰竭、弥散性血管内凝血（DIC）、昏迷等相应的临床表现。

（4）实验室检查　除肝功能、肾功能、电解质检查外，还可检查：①血氨高于正常人0.5～2倍；②脑电图异常；③体外诱发电位异常；④简易智力测验；⑤有时CT或MRI可发现脑水肿。

（5）诊断依据　①严重肝病和/或广泛门体侧支循环分流；②精神失常、昏睡或昏迷；③有肝性脑病诱因；④明显肝功能损害或血氨增高。扑翼样震颤和典型的脑电图改变有重要参考价值。

2.防治措施要点

（1）综合防治　目前尚无特效疗法，多从以下方面综合防治。①对症支持治疗；②确认并去除诱因，保持内环境稳定；③减少肠内毒物生成和吸收，促肝细胞再生并保护肝细胞膜的活性和稳定；④直接调节神经递质平衡，酌情慎用GABA-BZ复合体拮抗药或调节药，如复合支链氨基酸等。

（2）肝性脑病食疗　见后述。

（3）灌肠或导泻　清除肠内积食、积血或其他含氮物质。灌肠液可选用稀醋酸液，或口服（鼻饲）25%硫酸镁30～60毫升导泻。对急性门体分流性脑昏迷者，用乳果糖200克加水500毫升灌肠作为首选治疗，临床效果良好。其他对症用药见后述。

（4）其他　①纠正水、电解质和酸碱平衡失调；②保护脑细胞功能，防治脑水肿；③保持呼吸道通畅（深昏迷者应做气管切开）；④抗感染，控制内毒素血症；⑤防止出血与休克；⑥预防和治疗肾功能衰竭、呼吸衰竭、心力衰竭等；⑦腹膜或肾脏透析（可降低氮质血症血氨升高）。

二、中医识肝性脑病

中医认为，肝性脑病属肝"热病神昏""昏迷"的范畴。肝脏受病邪侵袭，温热病邪热炽盛，逆传心包，痰火阻闭，蒙蔽清窍所致身热烦躁、呼吸气粗、神昏谵语或昏愦不语、不知人事、舌红绛、脉细数。方剂可对症选用局方至宝散、牛黄醒脑丸、醒脑静注射液等治疗肝性脑病重症患者。

近年来，有老中医将肝火上炎所至"眩晕"亦归属于肝性脑病早期的范畴。临床特点为头痛眩晕，面赤目红、口苦咽干、烦躁多怒、舌红苔黄、脉象弦数；治则宜清泻肝热、养阴平逆，对症可选用龙胆泻肝汤加减。病情缓解后，可试用清肝安神中成药如百乐眠胶囊、舒眠胶囊、泻肝安神胶囊等。其他用药见后述。

肝郁湿热、气血两虚也是肝内胆汁淤积所致肝性脑病的前驱或隐性症状之一，症见两胁胀痛或隐隐作痛，且劳累加重，卧床休息可以缓解，体倦乏力、尿黄，甚则身目发黄；急、慢性肝炎重症患者也可表现上述症状。对症可选用利肝隆颗粒（胶囊、片剂）。

三、肝性脑病常用西药

（1）**乳果糖** 口服后在肠道（结肠）被分解为乳糖和醋酸，维持酸性环境，有利于双歧杆菌、乳酸菌、酪酸菌等正常菌群增殖，使氨渗入细菌蛋白；尚有渗透性腹泻（导泻）、减少血氨形成和吸收的作用。对忌用新霉素或长期治疗的患者，乳果糖或乳山梨醇为首选药物。成人肝性脑病初期1～2日，一日口服2～3次，1次服10～20克；以后改为每次服3～5克，以1日排便2～3次为宜。若灌肠给药，则取200克加入一定量的温开水或生理盐水中，保留或流动灌肠0.5～1小时，每4～6小时1次。本品与新霉素合用可提高对肝性脑病的辅助治疗效果。儿童和婴儿的初始剂量为1.7～6.7克，分次给予；年龄较大儿童和青少年1日用量为27～60克，以后调整剂量到每日排2～3次软便为宜。

（2）**门冬氨酸鸟氨酸（亦称鸟氨酸门冬氨酸）** 用于肝性脑病血氨升高。成人1次口服5克，2～3次/日，溶解于水或饮料中，餐前或餐后服用；或静脉滴注5～40克/日，视病情轻重调整剂量。肾功能衰竭者应禁用。

（3）**谷氨酸钾（钠）** 用于以血氨增高为主的肝性脑病等。成人1次静脉滴注6.3克（用5%葡萄糖注射液800毫升稀释），常以1：3或1：2比例与谷氨酸钠混合应用，维持电解质平衡。对低血钾患者、酸血症患者亦有效。

（4）**复方肝病用氨基酸、支链氨基酸（肝安、3AA）** 口服或静脉输注以支链氨基酸为主的混合制剂，在理论上可以纠正氨基酸代谢的不平衡，减少大脑中假性神经递质的形成，但对门体分流性脑病的疗效尚有争议。通常静脉滴注1次250毫升，与等量10%葡萄糖注射液缓慢静脉滴注。中心静脉滴注时0.68～0.87克/（千克·日），成人剂量相当于500～700毫升/日，与25%～50%高渗葡萄糖注射液混合均匀后缓慢静滴，每分钟不超过40滴。

（5）**精氨酸** 用于肝性脑病，适用于忌钠或其他原因引起血氨过高所致的精神病。静脉滴注，一次15～20克，以5%葡萄糖注射液500～1000毫升稀释，缓慢滴注4小时以上。

（6）**谷氨酸钙** 作用同谷氨酸钾，尚有钙离子的作用，用于肝性脑病缺钙、神经衰弱、脑外伤、脑功能减退、癫痫小发作等。一次静脉滴注1克，用5%葡萄糖注射液稀释后缓慢给药，1～2次/日；也可用50%葡萄糖注射液20～40毫升稀释后缓慢静注，1～2次/日。

（7）**氨酪酸** 有降低血氨、促进大脑新陈代谢的作用，治疗肝性脑病的抽搐、躁动有效。成人口服1次1克，3次/日；或静脉滴注1～4克/次，以

5%～10%葡萄糖注射液250～500毫升稀释后于2～3小时内滴完。

此外，尚有应用氨酪酸/苯氮䓬受体的拮抗药（GABA/BZ复合体拮抗药），如荷包牡丹碱、氟马西尼；从幼动物肝脏提取的促肝细胞生长素（PHGF，亦称促肝细胞生长因子）等亦用于肝性脑病的临床对症治疗，有一定效果。

四、肝性脑病常用中成药

（1）**清脑降压片**　药物组成：黄芪、夏枯草、决明子、槐米、钩藤、磁石（煅）、珍珠母、牛膝、地黄、当归、丹参、地龙、水蛭。本品有平肝潜阳的功能。用于治疗因肝阳上亢、肝火上炎所致，症见头晕、目眩、项背强痛、目赤、耳鸣耳聋、面部潮红、目赤、口苦、四肢麻木、大便干燥等肝性脑病所致眩晕、头痛及高血压。口服，一次4～6片，一日3次。

（2）**清眩治瘫丸（胶囊）**　药物组成：天麻、僵蚕、全蝎、地龙、珍珠、决明子、水牛角浓缩粉、牛黄、黄连、黄芩、丹参、川芎、赤芍、牛膝、没药（醋炙）、血竭、威灵仙、白附子（矾炙）、蕲蛇（酒炙）、法半夏、安息香、冰片、人参（去芦）、黄芪、白术（炒）、茯苓、麦冬、玄参、地黄、骨碎补、桑寄生、沉香、香附（醋炙）、郁金、枳壳（炒）、葛根、槐米、泽泻、山楂。本药具有平肝息风、化痰通络的功能。用于治疗由肝阳上亢、肝风内动、风痰上扰所致脑出血及脑梗死恢复期，症见半身不遂、口眼㖞斜、言语不清、痰涎壅盛、胸中闷热、头晕、头痛、舌质红、苔腻、脉弦滑等，以及眩晕等症。口服，一次6克，一日2次，用温开水或黄酒送服。胶囊剂遵医嘱服用。

（3）**脑立清丸（胶囊）**　药物组成：磁石、珍珠母、赭石、猪胆汁、冰片、薄荷脑、半夏（制）、熟酒曲、酒曲、牛膝。本药具有平肝潜阳、醒脑安神的功能。用于治疗肝阳上亢所致的眩晕耳鸣、头痛且胀，每因烦劳或恼怒而加重，面色潮红，性急易怒，少寐多梦，心烦，口苦；原发性高血压、神经衰弱见上述症候者。口服，一次10丸（每丸0.11克），一日2次；或胶囊剂，一次服3粒（每粒装0.33克），一日2次。

（4）**清肝降压胶囊**　药物组成：制何首乌、桑寄生、夏枯草、槐花（炒）、小蓟、丹参、葛根、川牛膝、泽泻（盐炒）、远志（去心）。具有清热平肝、补益肝肾的功能。用于治疗肝火上炎、肝肾阴虚所致眩晕、头痛、面红目赤、急躁易怒、口干口苦、腰膝酸软、心悸不寐、耳鸣健忘、便秘溲黄。口服，一次3粒（每粒0.5克），一日3次，或遵医嘱用药。

（5）**全天麻胶囊**　系由天麻精制而成的胶囊剂，有平肝、息风、止痉之效。可治疗肝风上扰所致眩晕、头痛、肢体麻木、癫痫抽搐等；原发性高血压、舌红、脉弦及有上述症候者。一次口服2～6粒（每粒0.5克），一日服3次。天麻食疗药膳亦有效，见后述。

（6）**养血清脑颗粒（口服液）** 药物组成：熟地黄、当归、钩藤、珍珠母、决明子、夏枯草、白芍、川芎、鸡血藤、延胡索、细辛。有养血平肝、活血通络的功能。用于血虚肝旺所致的头痛眩晕、心烦易怒、失眠多梦。口服颗粒剂用开水冲服，一次4克（1袋），一日3次。或口服液1次1支（10毫升），一日3次。

（7）**局方至宝散（丸）** 药物组成：牛黄、麝香、水牛角浓缩粉、玳瑁、冰片、安息香、琥珀、雄黄。有清热解毒、息风止痉、开窍镇惊的功能。用于肝病温热病邪热炽盛、逆转心包、痰火阻闭、蒙蔽清窍所致身热烦躁、呼吸气粗、神昏谵语或昏愦不语、不知人事、舌红绛、脉细数；肝昏迷等见上述症候者。口服，一次1丸；小儿遵医嘱用药。

（8）**醒脑静注射液** 药物组成：麝香、郁金、栀子、冰片。具有清热解毒、凉血活血、开窍醒脑的功能。用于肝脑因邪热炽盛、内陷心包所致，症见神昏谵语、不省人事、烦躁、抽搐、身热、舌红绛、苔黄、脉数的肝昏迷病人。肌内注射，一次2～4毫升，一日1～2次，或遵医嘱用药。

此外，尚可对轻症肝性脑病患者选用天麻钩藤颗粒、脉君安片、天麻密环菌片、强力定眩片等；伴有高热者可用紫雪颗粒（胶囊、片）。

五、肝性脑病药膳调养

枸杞子炖羊脑

主料 枸杞子30克，羊脑1个。

辅料 黄酒10克，盐1克，姜末2克，葱末2克。

烹饪与服法 将羊脑撕去筋膜，洗净后置砂锅中用黄酒、盐、姜末、葱末码味10分钟去臊腥味，放入洗去浮尘的枸杞子，注入清水300克，中小火炖熟即成。空腹热食。每周2剂。

功效 补肝肾，益脑髓，安神志。

适用人群 肝性脑病症状控制后的恢复期，备考考生及精神压力大者。

百变搭配 猪脑半个、牛脑30克可代替羊脑1个。

合欢花蒸猪肝

主料 合欢花（干品）10～12克，猪肝100～150克。

辅料 淀粉10克，盐2克，黄酒10克。

烹饪与服法 合欢花晒（焙或烘）干，研磨成粉末，备用；猪肝撕去筋膜，洗净后切成薄片，放入蒸碗中，加盐和黄酒拌匀，码味5分钟后加淀粉和合欢花粉拌匀上浆，置于蒸笼（锅）中，盖好盖，武火蒸10分钟即熟透。空腹分2次热食，细嚼慢咽，热汤送服。

功效 养肝安神，舒郁理气，消风明目。

适用人群 肝性脑病初期病人，肝昏迷康复期病人，风火眼疾者。

百变搭配 鸡、鸭、鹅肝和羊肝可代替猪肝。

柏子仁蒸肝心

主料 柏子仁15克，猪心1个，猪肝200克。

辅料 葱末、姜末各2克，盐1克，芝麻油5克，花椒、胡椒粉各1克。

烹饪与服法 猪心、猪肝分别剔去筋膜，洗净，切片后放在蒸碗中，加入柏子仁（研磨成粉）和全部辅料，充分拌匀后放在蒸笼或蒸锅中，盖好盖（可反扣一个小碟子），用武火蒸20分钟即熟透。空腹分2～3日热食。每周2～3剂，15天为1个疗程。

功效 养肝益心，安神补血。

适用人群 肝性脑病症状控制后恢复期患者。

百变搭配 100克鸡肝和鸡心可代替猪肝、猪心。

猪脊髓煲莲藕

主料 连髓猪脊骨500克，莲藕500克。

辅料 盐3克。

烹饪与服法 将连髓骨洗净，剁切成寸半短节（块）；莲藕洗净，拍砸成小块，放置于砂锅中，加清水1千克，大火烧沸时撇去浮沫，加盖，改为小火，炖至骨酥藕熟（约1小时）即成。空腹热食，细嚼慢咽，温汤送服。每日1剂。

功效 益血生精，病后补虚。

适用人群 肝性脑病等病后康复期调养。

百变搭配 羊连髓骨可代替猪连髓骨。

核桃仁煲蚕蛹

主料 核桃仁5～10个，蚕蛹5～10克。

辅料 盐或糖各少许，鲜汤300克。

烹饪与服法 将核桃仁和蚕蛹分别洗净，放在锅里，加入鲜汤，盖好后煲沸半小时即成。以盐或糖调味，空腹热食。每2日1剂，10～15天为1个疗程。

功效 补脑安神，护肝养心，滋肾益脾。

适用人群 肝性脑病后恢复期患者调养。

百变搭配 适当摄入富含膳食纤维的饭菜和鲜果，促进胃肠正常蠕动，有利于及时排除肠内毒素和宿便，可降低血氨浓度。

蜂蜜桑椹膏

主料　紫红熟透桑椹1000克。

辅料　蜂蜜100克。

烹饪与服法　将新鲜紫红熟透桑椹拣去杂质后捣烂，用纱布过滤取汁（量少、当日服用者可不必过滤），放入砂锅内煎浓汁，加入蜂蜜搅匀，浓缩成膏状时，冷却后装入消毒过的干净瓶中，密封加盖即成。每天早、晚各取1～2汤匙，空腹温开水送服。可常服。

功效　滋养肝肾，补益气血。

适用人群　肝性脑病康复期、病后体虚者。

百变搭配　市售桑椹膏与本剂同效。干净的桑椹可生食。

肝芹煲红枣

主料　猪肝100克，芹菜200克，大红枣10枚。

辅料　盐3克，淀粉10克，红糖适量，味精1克，鲜汤300克。

烹饪与服法　猪肝去筋膜，洗后切成薄片，下锅前3分钟用盐码味，加淀粉上浆；芹菜洗净，切成寸段；大红枣用清水洗净、去核。将备好的芹菜节、去核红枣加入烧开的鲜汤中煮沸10分钟，分散、均匀地将上浆肝片放入锅内，再煲沸3分钟后用味精、红糖调味后即成。空腹细嚼慢咽热食，温汤送下。每日服1剂，10天为1个疗程。

功效　养护心肝，补脑降压，安神益脾胃。

适用人群　肝性脑病、高血压、肝炎等患者控制症状后康复期。

百变搭配　20～30枚小枣可代替大红枣。不是产芹菜的季节，可用干的芹菜头（根）30克代替鲜芹菜200克。禽肝可代替猪肝。

珍珠草猪肝汤

主料　珍珠草（叶下珠）60克，猪肝100克。

辅料　盐2克，淀粉10克，红糖适量，鲜汤300克。

烹饪与服法　将珍珠草洗净后装入纱布袋中，扎紧袋口，放入煮沸的鲜汤中小火煎沸30分钟，取出纱布袋并弃去；猪肝去筋膜后洗净，切薄片，用盐码味3分钟后再以淀粉上浆，均匀分散地放入煲沸的珍珠草汤汁中，煲沸3分钟后用红糖调味即成。空腹细嚼慢咽热食，温汤送下。每日1剂，10天为1个疗程。

功效　平肝清热，和血解毒，养肝明目，镇脑安神。

适用人群　肝性脑病、小儿疳积、眼结膜炎患者康复期。

百变搭配　干品珍珠草（叶下珠）30克可代替鲜品60克。禽肝可代替猪肝。

田基黄煲鸡蛋

主料 田基黄30克，鸡蛋1个。

辅料 鲜汤300克。

烹饪与服法 田基黄用清水洗净后与鸡蛋（洗净）和鲜汤共入锅内，用小火煮沸10分钟后，取出鸡蛋放入凉水中过一下，去壳后再放入田基黄锅中小火煲沸20分钟，去田基黄后即成。空腹吃蛋饮汤。每日1剂，10天为1个疗程。

功效 清热利湿，解毒消肿。

适用人群 肝性脑病、肝炎患者康复期。

百变搭配 鲜品田基黄60克可代替干品30克。脑病症状明显者可加石菖蒲10克共煎汤饮用。鸭蛋可代替鸡蛋。

石菖蒲煲鸡蛋

主料 石菖蒲15克，鸡蛋1个。

辅料 鲜汤300克。

烹饪与服法 将石菖蒲、鸡蛋分别洗净后共入锅内，注入鲜汤，小火煲沸10分钟后去菖蒲即成。空腹吃鸡蛋（去壳），饮热汤送服。每日1剂，10天为1个疗程。

功效 保肝醒脑。

适用人群 肝性脑病患者肝昏迷前1～3期患者；肝昏迷症状控制后康复期患者。

百变搭配 鸭蛋可代替鸡蛋。

菖蒲茵陈蚬肉汤

主料 菖蒲10克，茵陈20克，蚬肉50克。

辅料 鲜汤500克，盐3克，姜末1克，淀粉5克。

烹饪与服法 蚬肉洗净，用盐码味3分钟后与姜末拌匀，再用淀粉上浆，加入煲沸的鲜汤中煲沸半小时；菖蒲和茵陈在清水中洗去浮尘后，装入纱布袋中，扎紧袋口，放入煮沸半小时的蚬肉汤中，煮15分钟后取出纱布袋即成。空腹吃蚬肉，饮汤汁。每日1剂。

功效 清热利湿，解毒醒脑。

适用人群 肝性脑病患者。

百变搭配 蚌肉、螺肉可代替蚬肉。

菖蒲茵陈鸡汤

主料 九节菖蒲10克，茵陈20克，鸡肉100克。

辅料　盐3克，姜末1克，葱末1克，淀粉10克。

烹饪与服法　将鸡肉洗净，切成薄片，用盐、姜、葱码味3分钟，再用淀粉上浆，待用。九节菖蒲和茵陈洗去浮尘后装入纱布袋中，扎紧袋口，放入砂锅中，注入清水约500克，小火煮沸30分钟后，取出纱布药袋，加入上浆鸡肉片，中火煮5分钟即成。空腹吃鸡肉片，热汤汁送服。每日1剂。

适用人群　肝性脑病患者。

百变搭配　鸭肉可代替鸡肉；茼蒿可代替茵陈。

菖蒲鸡肝汤

主料　九节菖蒲10克，鸡肝50～100克。

辅料　盐3克，姜末、葱末、味精各1克，淀粉5克，鲜汤300克。

烹饪与服法　将九节菖蒲洗去浮尘，装入纱布药袋中，放入砂锅，加鲜汤小火煮沸15分钟，取出纱布袋；鸡肝去筋膜，洗净，切薄片，用盐、姜末、葱末、味精拌匀腌渍3分钟，再用淀粉上浆，加入煲沸的九节菖蒲药汤中，再用中火煮沸5分钟即成。空腹吃鸡肝，热汤送服。每日1剂。

功效　养肝醒脑。

适用人群　肝性脑病患者。

百变搭配　鸭肝可代替鸡肝，亦可选用猪肝。

芪参猪脑汤

主料　北黄芪（炙）60克，人参10克，猪脑1副。

辅料　盐或糖适量，鲜汤500克。

烹饪与服法　北黄芪装入纱布袋中，扎紧袋口，与人参、猪脑共入砂锅，注入鲜汤，小火炖沸40分钟后，取出纱布袋，用盐或糖调味即成。空腹热食人参、猪脑，热汤送服。每日1剂。

功效　补中益气，补脑醒脑。

适用人群　肝性脑病患者，体虚精神困顿者。

百变搭配　羊脑、胖头鱼可代替猪脑交替烹饪食用。

鱼头猪肝人参汤

主料　鳙鱼头1个，猪肝50～100克，人参3～6克。

辅料　盐3克，姜末、葱花各10克，淀粉10克，鲜汤500克。

烹饪与服法　鳙鱼头去鳃、鳞，用盐、姜末、葱花腌渍15分钟，放入小火煲沸30分钟的人参鲜汤中，中火煲沸10分钟，放入用盐、淀粉拌匀的肝片（先洗净，后切片，盐渍3分钟后用淀粉上浆），中火煮沸5分钟即成。空腹热食，热汤送服。每日1剂。

功效 养肝护脑，补中益气。

适用人群 肝性脑病患者，病后体虚者。

百变搭配 猪脑1副可代替鱼头1个。

薏苡仁肝脑汤（粥）

主料 薏苡仁50克，猪脑1副，猪肝50～100克。

辅料 鲜汤500克，盐3克，姜末、葱各适量，淀粉10克。

烹饪与服法 将薏苡仁淘洗干净，放入砂锅内，注入鲜汤熬成稀粥（约30～40分钟）；猪脑、猪肝分别去筋膜，洗净后切成薄片，用盐、姜、葱拌匀3分钟后，加淀粉上浆，分散放入煲沸的薏苡仁稀粥中，再中火煮沸5分钟即成。空腹热食。每日1剂。

功效 养肝护脑，健脾除湿。

适用人群 肝性脑病伴脑水肿、肝腹水患者。

百变搭配 羊脑可代替猪脑，鸡肝（鸭肝）可代替猪肝。尚可将薏苡仁磨成粉，将肝脑洗净、切片，再用薏苡仁粉拌匀（可加少量佐料）蒸熟食用，功效相同，名曰薏苡仁蒸肝脑。

当归香菇肝脑汤

主料 香菇150克，猪肝100克，猪脑1副，当归片10克。

辅料 鲜汤400克，盐3克，姜末、葱花适量，淀粉10克。

烹饪与服法 香菇去根蒂，洗净，切成薄片，与当归片和鲜汤共入锅内，中火烧开后，改为小火煲沸30分钟；猪肝、猪脑分别去筋膜，洗净，切成薄片，与盐、葱花、姜末拌匀码味3分钟，加淀粉上浆后，分散放入煲沸的香菇汤中，再煮沸5～10分钟即成。空腹热食，温汤送服。每日1剂。

功效 养肝护脑，增强机体免疫力，促进大脑血液循环。

适用人群 肝性脑病患者康复期。

百变搭配 松茸（蘑）、草菇、牛肝蕈等食用蘑菇可代替香菇。有肝昏迷先兆者，可用石菖蒲布包10克煎汤服。

归尾鱼头豆腐汤

主料 当归尾5克，鱼头1个（约250克），豆腐300克。

辅料 鲜汤（骨头汤）500克，姜末10克，葱末10克，盐3克。

烹饪与服法 鱼头去鳃和鳞，洗净；当归尾切碎，与鲜汤在砂锅里小火煎沸20分钟，加鱼头（姜末、盐码味20分钟）再小火炖20分钟，加入豆腐（切成3

厘米见方小块），小火衡沸10分钟，加葱末调味即成。空腹热食。每日一剂，10天为一个疗程。

功效　养肝护脑，促进大脑血供，健脾壮骨。

适用人群　肝性脑病患者，神经衰弱、病后体虚者康复期。

禁忌　有出血倾向者忌服。

百变搭配　起锅前5分钟加入洗净、切碎的莴笋叶或生菜等新鲜绿色菜叶，可增加膳食纤维、维生素，有利于均衡营养、肠道排毒。

三七鱼头黑木耳汤

主料　三七5克，鳙鱼头250克，水发黑木耳50克。

辅料　鲜猪骨500克，盐3克，姜末10克，葱花10克。

烹饪与服法　取三七洗去浮尘，切成薄片（或碾磨成粗粒）；鳙鱼头去鳞、鳃，洗净后用盐、姜末码味20分钟；鲜猪骨洗净，剁切成寸半段；黑木耳先用清水洗去浮尘后，再用水发涨，撕成小朵单片，共入砂锅里，加入水500～800克，大火烧沸后改为小火，加入三七片（或粒），盖好盖，炖至骨酥肉烂、鱼骨头与肉分离时，去猪骨、鱼骨，加入葱花和盐调味即成。空腹热食，每日1剂，10天为1个疗程。

功效　养肝护脑，促进大脑血供；降脂、健脾、益胃。

适用人群　肝性脑病患者，老年体虚者，神经衰弱等患者。

禁忌　有出血倾向者忌服。

百变搭配　鲤鱼头、鲢鱼头可代替鳙鱼头；若用海鱼200克代替鳙鱼头，其效更佳（含卵磷脂丰富）。

川丹参木耳鱼头豆腐汤

主料　川丹参5～10克，黑木耳10克，鳙鱼头250克，豆腐200克。

辅料　鲜汤500克，姜末10克，大蒜10克，葱花10克，盐3克。

烹饪与服法　川丹参洗去浮尘，切成薄片；黑木耳洗去浮尘，清水发涨，洗净后撕成小朵；鳙鱼头去鳞、鳃后洗净，用盐、姜末、蒜码味20分钟，共入砂锅里，加入清水500克，小火炖沸30分钟，加入洗净切成3厘米见方的豆腐块，小火继续炖至鱼骨肉分离时为止，去骨头、鱼刺，加入葱花调味即成。空腹热食，每日1剂。10天为1个疗程。

功效　养肝护脑，促进大脑血液循环，健脾壮骨，降脂益血。

适用人群　肝性脑病、脂肪肝、酒精肝患者，年老体虚者。

禁忌　有出血倾向者慎用。

百变搭配　鲤鱼头、海鱼等可代替鳙鱼头。

六、肝性脑病饮食原则

（1）肝性脑病开始数日应禁食蛋白质类饮食。成人患者供给热量5016～6688千焦（1200～1600千卡）、足量维生素，以糖类为主要食物，昏迷不能进食者可经鼻胃管供食。脂肪可延缓胃排空，宜少用。鼻饲液最好用25%蔗糖或葡萄糖溶液（流质），每毫升产热4.184千焦，每日可进食3～6克必需氨基酸（支链氨基酸）。胃不能排空者应停用鼻饲，改用静脉营养或深静脉插管滴注营养。

（2）症状缓解后康复期饮食宜清淡、低盐、低脂。食勿过饱。忌食生冷、辛辣、油腻之品，忌烟，戒酒，不喝浓茶。

（3）对症选用后述具有养肝护肝、保护脑细胞功能、促进脑细胞代谢的膳食，避免产气、胀气的食品，禁食加重肾功能负担的饮食。

（4）肝性脑病初期用半流质食品 其饮食原则是：①以半流质食物为主，易于吞咽和消化；②每天总热量为6.28～8.36兆焦（1500～2000千卡），蛋白质50～60克，脂肪50～60克，碳水化合物200～300克，以及满足机体需要的各种维生素、矿物质和微量元素；③可食用的食物应不含食物纤维或少含膳食纤维，是否用蔬菜可据病情酌定，一般可食用洗净切碎的嫩菜叶汤汁、煮烂的面条、烩馒头、稠烂粥、菜泥、去刺后的鱼（丸）汤汁、牛奶、蒸鸡蛋等；④忌食蒸饭、烙饼、含纤维多的蔬菜、刺激性强的调味品、大量的肉类、油脂和煎炸的食品等；⑤少食多餐，主食定量，每天5餐。

（5）肝昏迷期流质饮食（流食） 其原则是：①所有饮食均为流体，极易消化，尤易咽下吞服（必要时以胃管、鼻饲补充能量）。每天总热量为1.34～4.18兆焦（800～1000千卡）。②少食多餐，每天6餐，每次25～30克（毫升），特殊情况遵医嘱服食。

可对症选用以下5种流食。

① 清流食。选用不含任何渣滓及产气的流体食品，如萝卜肉汤、菜汁、米汤、鲜果汁等，忌用牛奶、豆浆以及过甜的食物。

② 普通流食。如米汤、蒸蛋、蛋清水、豆浆、菜汁、牛奶、各种肉泥汤、稀藕粉，应注意咸甜相间；如需高能量流食，应多选用浓缩汁如鸡蓉汤、奶粉、可可、麦乳精、鱼粉、肉粉炖熬而成的稠汁，或专门的肠道内外高营养素。

③ 不胀气流食。除忌甜食（蔗糖等）、豆类及牛奶外，余同普通流食。

④ 冷流食。用于肝性脑病伴有扁桃体摘除术后者，可选用冰淇淋、冷牛奶等。

⑤ 浓流食。用于口腔术后的肝性脑病患者，吞咽困难者常用吸管饮食，以无渣较稠的食物为宜（如鸡蛋薄面糊、藕糊糊、细芝麻糊等）。

七、肝性脑病食疗食谱

黑莓汁

主料 鲜黑莓200克。

辅料 鲜汤汁适量。

烹饪与服法 鲜黑莓洗净，沥干，置榨汁机中榨汁，兑热鲜汤饮服。每日1次，可常服。胃肠功能恢复后，可直接生食。

功效 黑莓可清除大脑中自由基，有利于缓解脑病症状，促进肝性脑病康复；尚富含维生素、矿物质。

适用人群 肝性脑病患者。

百变搭配 每日尚需补充含蛋白质、碳水化合物的流食、半流食，如鸡蓉菜汤等。

草莓汁

主料 草莓260克。

辅料 鲜汤汁适量。

烹饪与服法 同黑莓汁。

功效 草莓为抗氧化水果之一，功效与黑莓汁相似。

适用人群 肝性脑病患者。

百变搭配 每日可补充鸡蓉菜汤、藕粉等或烂稠肉粥。

猕猴桃汁

主料 猕猴桃500克。

辅料 食糖10克，热鲜汤适量。

烹饪与服法 猕猴桃洗净，去皮，切小块（片）后置榨汁机中榨汁，加糖和鲜汤调味，空腹饮用（鼻饲、胃管进食）。每日1次。

功效 猕猴桃含丰富的维生素及矿物质、微量元素，可养肝护肝，清除脑、肝等重要器官中的自由基。

适用人群 肝性脑病、肝炎患者。

百变搭配 可间隔或交替服用糯米肉粥、芋羹汤、肉汤等。

红葡萄汁

主料 红葡萄300克。

辅料 鲜汤、白开水适量。

烹饪与服法 将鲜红葡萄洗净，置榨汁机中榨汁，空腹饮用后用鲜汤适量或白开水含漱后吞咽，清洗口腔和食管。每日1次。

功效 红葡萄清除颅内、肝脏等自由基作用强，尚含丰富的维生素（维生素E、β-胡萝卜素）、番茄红素、谷胱甘肽等，以及矿物质和微量元素。养肝护脑，健体强身。

适用人群 肝性脑病、肝炎患者。

百变搭配 同食鲜鱼汤，尤其是鱼头豆腐汤等，其效更佳。

肝蓉菠菜汤

主料 鲜猪肝150克，鲜菠菜200克。

辅料 姜末10克，盐3克，味精1克，鲜汤300～500克，芡粉10克。

烹饪与服法 鲜猪肝洗净（去筋膜），切片后剁成蓉；菠菜去老残叶，洗净，切碎剁成蓉，加盐和姜末拌均匀，码味5分钟后加入滚沸的鲜汤中，边加边搅，中火煮沸3分钟后加入用鲜汤湿润的芡粉和味精，勾成汁即成。空腹热食，每日1次。可常食。

功效 养肝护脑；富含卵磷脂和抗氧化剂、维生素C、维生素E及其他营养素等，有助于清除肝、脑中自由基和体内毒素。

适用人群 肝性脑病、肝炎患者；老年体虚者。

百变搭配 鸡、鸭、鹅等禽肝可代替猪肝。

核桃仁鸡肝

主料 核桃仁（胡桃仁）2个，鸡肝1副。

辅料 鲜汤50～100克，姜末3克，葱末1克，味精1克，盐2克，芡粉5克。

烹饪与服法 将核桃仁和鸡肝（去筋膜）分别洗净，切碎剁成蓉，放入蒸碗中，加辅料充分拌匀成浆汁，盖上盖，置入蒸锅（笼）中武火蒸熟（15分钟）即成。空腹热食。每日1剂。

功效 养肝护脑；富含抗氧化剂如ω-3脂肪酸，维生素C、维生素E及多种营养成分，有清除肝、脑中自由基及体内有害物质的作用。

适用人群 肝性脑病、肝炎患者；年老体弱、神经衰弱等病人。

百变搭配 猪及鸭、鹅肝可代替鸡肝。

马齿苋鸡肝汤

主料 马齿苋300克（鲜品），鸡肝1副。

辅料 姜末3克，葱末1克，味精1克，鲜汤300克，芡粉10克，盐2克。

烹饪与服法 马齿苋去老残叶和根须，洗净，切碎，剁成蓉；鸡肝去筋膜后洗净，切碎，剁成蓉，共置于碗中，加姜、葱、盐和味精拌均匀，码味3分钟后调入芡粉，加入少许鲜汤搅成匀浆，加入滚沸的鲜汤锅中，煮沸3～5分钟即成。空腹热食，每日1次。

功效 养肝护脑，清热解毒，尚可治疗腹泻、肠炎和痢疾。马齿苋含有较丰富的ω-3脂肪酸和维生素C等，可清除自由基和体内毒素。鸡肝营养丰富。

适用人群 肝性脑病患者，肝炎患者，病后体虚伴有腹泻、肠炎和轻度痢疾的患者。

百变搭配 猪肝及鸭、鹅肝可代替鸡肝。

鳙鱼头烧豆腐

主料 鳙鱼头1个（约300克），豆腐1块（约300克）。

辅料 姜末10克，葱末10克，盐3克，味精2克，鲜汤300克，胡椒粉2克，湿淀粉20克，花生油25克，泡姜片20克，泡椒末20克。

烹饪与服法 鳙鱼头去鳃、鳞，洗净，用盐、姜末、葱末、胡椒粉抹匀、码味10分钟，再用湿淀粉10克上浆，待用；豆腐洗净，切成3厘米见方小块；油在炒锅中烧至六七成热，下泡姜、泡椒煸香，注入鲜汤，烧沸后放入鱼头，中火烧沸后改为小火，加盖衡沸15分钟，放入豆腐，再烧沸15分钟，调入湿淀粉10克和味精1克，小心翻匀，烧沸1～2分钟即成。空腹热食。每日1剂，可常食。

功效 养肝护脑，补中益气，健体强身。

适用人群 肝性脑病早期、康复期患者，年老体虚者。

百变搭配 用海鱼代替淡水鱼，其效更佳。

豆腐烧木耳

主料 豆腐1块（约300克），水发木耳50克，鲜汤100克。

辅料 郫县豆瓣10克，盐2克，湿淀粉10克，味精、胡椒粉各1克。

烹饪与服法 豆腐洗净，切成3厘米见方小块；水发木耳洗净，撕成小朵单片；加入滚沸的鲜汤锅中，焖10分钟后加入全部辅料，翻匀后小火再烧5分钟即成（可撒葱花少许）。空腹热食。每日1剂，可常食。

功效 养肝护脑，健体强身。

适用人群 肝性脑病早期、康复期患者，年老体弱者。

百变搭配 出锅前6分钟可加入洗净、切碎的生菜叶等鲜嫩蔬菜烹饪，均衡营养，其效更佳。

鲫鱼豆腐汤

主料 大鲫鱼1尾（约300克），豆腐1块（约300克）。

辅料 鲜汤500克，泡姜片10克，葱节10克，葱花2克，盐3克，胡椒粉、味精各1克，湿淀粉5克，芝麻油3克，花生油10克，泡椒节（末）10克。

烹饪与服法 鲫鱼去鳃、鳞及内脏，洗净后备用；豆腐洗净后切成3厘米见方小块；油在锅中烧至六七成热，下泡姜、泡椒煸出香味，注入鲜汤烧沸，放入鲫鱼和豆腐，小火衡沸15分钟后，加入葱节、盐再焖几分钟，调入胡椒粉、味精，小心翻匀后，勾入湿淀粉再沸后盛于大碗中，撒上葱花、浇上芝麻油即成。空腹热食。每日1剂，可常服。

功效 养肝护脑，保健强身。

适用人群 肝性脑病早期、康复期患者，病后体虚、年老体弱者。

百变搭配 鲳鱼等淡水鱼可代替鲫鱼，海鱼尤佳。

香菇藕骨汤

主料 鲜香菇300克，甜藕500克，猪骨500克。

辅料 盐2克，味精1克，葱花5克。

烹饪与服法 香菇去根蒂、洗净；甜藕洗净，拍碎；猪骨洗净，砸破，剁成寸半短节后共入砂锅中，加盐，注入清水800克，小火烧至骨酥肉烂，调入盐、撒上葱花即成。空腹热食。每日1剂，可常食。

功效 养护肝脏，健脑壮骨。

适用人群 肝性脑病早期、康复期患者。

百变搭配 草菇可代替香菇；牛、羊骨可代替猪骨。

翡翠脑花

主料 莴笋叶100克，碎瘦肉100克，猪脑1副。

辅料 郫县豆瓣10克，姜末2克，葱花5克，味精1克，酱油10克，胡椒粉0.5克，水淀粉10克，鲜汤200克，熟菜籽油适量。

烹饪与服法 选择鲜嫩的莴笋菜叶洗净，切成寸段；猪脑泡入清水中撕去筋膜，放入沸水中汆一下，捞出滴干水分，切成0.5厘米厚的片状；将熟菜籽油在炒锅中烧至五六成热时，放入碎肉煸干水汽，加入豆瓣炒香至呈红色，再放入姜末、酱油、胡椒粉、味精、猪脑和莴笋叶，加入鲜汤烧沸出味，然后用水淀粉勾芡，放入葱花炒匀，盛于碗中即成。空腹热食，每日1次（剂），7天为1个疗程。

功效 养肝护脑，补中益气，促进胃肠正常蠕动。

适用人群 肝性脑病、胃肠功能低下者，神经衰弱患者，考生精神压力大者。

百变搭配 生菜叶、小白菜叶等鲜嫩绿色蔬菜可交替烹饪制作。

胡萝卜炒猪肝

主料 胡萝卜200克，猪肝150克，生菜叶50克。

辅料 水淀粉10克，郫县豆瓣10克，酱油10克，味精、胡椒粉各1克，熟油25克，姜末2克，葱花5克，鲜汤150克。

烹饪与服法 将胡萝卜洗净，切薄片，加鲜汤100克焖酥烂，连鲜汤转入碗中备用；生菜叶洗净，切成寸段；猪肝洗净，去筋膜，切成薄片，用豆瓣（剁成蓉）4克、酱油3克拌匀、码味5分钟后加4克水淀粉上浆；将熟油在炒锅中烧至五六成热时，放入上浆肝片煸至变色，加豆瓣6克烧香至呈红色，再放入姜末、酱油、味精、胡椒粉、胡萝卜、生菜叶、鲜汤50克炒出味，然后用水淀粉6克勾芡，放入葱花炒匀，盛于碗中即成。空腹热食。每日1次（剂），可常食。

功效 养肝护脑，养心益脾；富含胡萝卜素、维生素等，抗氧化清除自由基作用较强。

适用人群 肝性脑病患者。

百变搭配 鸡、鸭、鹅肝与猪肝可交替烹饪食用。

胡萝卜猪蹄汤

主料 胡萝卜200克，猪蹄1只（约300～500克），莴笋叶100克。

辅料 姜片10克，葱花5克，盐3克，味精1克。

烹饪与服法 胡萝卜洗净，滚刀法切块；猪蹄在明火上烧成焦黄色，在水中刮洗干净后，剁成小块后待用；莴笋叶洗净，切成寸段；将胡萝卜块，猪蹄块和姜片共入砂锅中，注入清水约500克，炖至骨酥肉烂时放入莴笋叶，烧沸3分钟后放入盐、葱花、味精，翻匀后盛于碗中即成。空腹热食。每日1次（剂），可常服食。

功效 养肝护脑，健体强身；富含胡萝卜素、维生素和猪蹄多肽等。

适用人群 肝性脑病、肝炎患者。

百变搭配 牛蹄筋可代替猪蹄。

虾仁菜汤

主料 虾仁50克，莴笋叶100克。

辅料 鲜汤300克，盐少许，味精1克。

烹饪与服法 将虾洗净，加入鲜汤，小火煮沸20分钟后，加入洗净切碎的莴笋叶，煮沸3分钟后，调入盐、味精即成。空腹热食。每日1次，可常食。

功效 养脑护肝，健体强身。

适用人群 肝性脑病、肝病患者。

百变搭配 螺肉、蚌肉可与虾仁交替烹饪；可加生姜末1克；生菜叶等其他鲜嫩蔬叶可交替烹饪食用。

黑木耳猪脑花汤

主料 水发黑木耳50克，猪脑1副（50～100克）。

辅料 鲜汤300克，盐3克，葱末3克，湿芡粉2克。

烹饪与服法 将水发黑木耳洗净，撕成单片小朵，加鲜汤，小火熬沸10分钟；猪脑洗净，撕去筋膜，切成片，用盐1克、葱末2克拌匀码味2分钟，再用湿芡粉上浆后均匀分散地放入黑木耳汤中，煮沸5分钟后放入盐2克、葱末1克调匀即成。空腹热食。每日1次。

功效 补脑养肝；含ω-3脂肪酸及卵磷脂等，保健强身。

适用人群 肝性脑病患者，年老体虚及精神压力大者。

百变搭配 黑木耳可用白木耳、香菇、草菇等代替。

香菇炖猪脑花

主料 香菇300克，猪脑1副（50～100克），猪棒骨500克。

辅料 姜片10克，葱节10克，独蒜5个，盐3克。

烹饪与服法 香菇洗净（去根蒂）；猪棒骨洗净，砸破，剁成5厘米长的短节，共入锅内，加姜片、葱节、独蒜（去皮、洗净）、清水800克，炖至骨酥肉烂（约1小时），加入洗净、去筋膜的猪脑，煮沸5分钟，用盐调味即成。空腹热食，细嚼慢咽。每日1剂。

功效 养肝护脑，健体强身。

适用人群 肝性脑病、年老体弱、精神衰弱者。

百变搭配 草菇、牛肝蕈等食用鲜菇可代替香菇。

马齿苋拌猪肝

主料 马齿苋200克，猪肝150克。

辅料 姜末、葱末各10克，花椒粉、胡椒粉各1克，大蒜泥5克，盐3克，芝麻油10克。

烹饪与服法 马齿苋去根及老残黄叶，洗净，沥干，在沸水中汆一下（去生味），切成寸半短节；猪肝剔去筋膜，用汆马齿苋的水煮熟，切成薄片，共置于盘中，加入全部辅料拌匀即成。空腹细嚼慢咽服食。每日1次。

功效 富含ω-3脂肪酸、卵磷脂、维生素C等抗氧化剂，有清除自由基、清热解毒之效，可养肝护脑，治肠炎、痢疾。

适用人群 肝性脑病伴肠炎腹泻者。

百变搭配 鸭、鸡、鹅肝可代替猪肝交替食用。

菜豆肝片

主料 菜豆（嫩荚）200克，猪肝100克。

辅料 花生油15克，鲜汤100克，盐3克，湿芡粉3克。

烹饪与服法 菜豆撕去两边筋、折断为寸段，洗净，加入烧至六成热的油锅中煸炒断生，加入鲜汤焖3分钟；猪肝去筋膜，洗净，切片，用盐1克、湿芡粉拌匀、上浆，均匀分散放在菜豆上，再焖5分钟，调入盐2克，翻匀即成。空腹热食。每日1剂。

功效 养肝益脑，健脾益胃。

适用人群 肝性脑病患者。

百变搭配 鸡、鸭、鹅肝等可替换猪肝；菜豆如四季豆、扁豆、豌豆嫩荚等，均可选用。

花椰菜肝片

主料 花椰菜300克，猪肝150克。

辅料 鲜汤200克，盐3克，姜末、葱末、味精、胡椒粉各1克，湿芡粉5克。

烹饪与服法 花椰菜剥去老皮，掰成小朵，茎切片，洗净，沥干，用鲜汤焖至九成熟；猪肝洗净，切薄片，用盐1克及葱末、姜末拌匀，再用湿芡粉上浆，均匀分散地放在花椰菜上面，再焖5分钟即熟透，加入盐2克，味精、胡椒粉调匀即成。空腹热食。每日1剂。

功效 养肝护脑，健体强身，辅助抗癌。

百变搭配 鸡、鸭、鹅肝可代替猪肝；花椰菜有白色和蓝色（又称西兰花）两种，以西兰花呈蓝绿色为上品，两者可交替食用。

洋葱肝片

主料 洋葱200克，猪肝片150克。

辅料 花生油15克，盐3克，湿芡粉5克，鲜汤50克。

烹饪与服法 洋葱去皮，洗净，切片（或丝）；猪肝片用盐1克拌匀、湿淀粉上浆；油在锅中烧至六成热时，下洋葱翻炒至半生时，加汤焖2分钟，均匀分散地放入上浆肝片，再焖5分钟，调入盐2克，翻匀即成。空腹细嚼慢咽服食。每日1剂。

功效 养肝护脑，降血脂，辅助降压。

适用人群 肝性脑病、脂肪肝、高脂血症患者。

百变搭配 鸭、鸡、鹅肝可代替猪肝；可配生菜叶50克洗净、切碎，在出锅前3分钟加入锅内,炒熟食用。

莴笋(莴苣)肝片

主料 莴笋(莴苣)400克,猪肝片150克。

辅料 亚麻子油25克,盐3克,姜末、葱末、味精各1克,湿淀粉5克,鲜汤50克。

烹饪与服法 莴笋(莴苣)去皮,洗净,切丝;猪肝片用盐1克、姜末、葱末拌匀,湿淀粉上浆;亚麻子油在炒锅中烧至四五成热时,下莴笋丝,加鲜汤焖2分钟后,均匀分散放入上浆肝片,再焖5分钟,调入盐2克和味精1克即成。空腹细嚼慢咽服食。每日1剂。

功效 养肝护脑,降血脂。

适用人群 肝性脑病、脂肪肝、高脂血症患者。

百变搭配 莴笋叶、生菜叶可代替莴笋。

注 本菜烹饪的温度不宜过高,时间不宜过长,以免亚麻子油中的不饱和脂肪酸被破坏而影响功效。

黄豆猪蹄汤

主料 黄豆100克,猪蹄1只。

辅料 盐3克,生姜片10克,葱节10克。

烹饪与服法 黄豆淘洗干净;猪蹄在明火上烧至焦黄,在水中刮洗干净,对剖后剁成小块;共入砂锅,加入姜片、葱节和清水800克,炖至骨酥肉烂时,加入盐调味即成。空腹细嚼慢咽热食。每1~2日服1剂。

功效 养肝护脑,补中益气,健体强身。

适用人群 肝性脑病、肝病患者,老年久病初愈者。

百变搭配 出锅前5分钟可加入洗净、切碎的嫩青菜叶100克煮熟食用。

豆芽豆腐肝片汤

主料 鲜猪肝150克,黄豆芽150克,豆腐150克,番茄50克。

辅料 花生油20克,胡椒粉、味精各1克,葱花3克,盐3.5克,鲜汤500克,淀粉5克,姜末1克,豆油2克。

烹饪与服法 将黄豆芽去根须、洗净;番茄用开水烫后,撕去皮,切成小片;豆腐切成3厘米宽、5厘米长、1厘米厚的小块,放沸水中余2分钟后捞出沥干;猪肝剔除筋膜,洗净,切成薄片,用盐1.5克、姜末1克、豆油、润湿的淀粉拌匀、上浆码味3分钟,待用。炒锅置旺火上,下花生油烧至六成热,将豆芽煸炒断生,加鲜汤煮沸,放入番茄片和豆腐块用中火煮沸5分钟,均匀分散放入肝片，中火煮沸3分钟，加入盐2克及胡椒粉、味精、葱花，烧沸后盛于碗中即成。空腹细嚼慢咽热食。每日1剂，可常食。

功效 养肝护脑，补中益气，开胃健脾；促进胃肠正常蠕动和排便排毒。

适用人群 肝性脑病、肝炎患者。

百变搭配 绿豆芽可代替黄豆芽；鸡、鸭、鹅肝可代替猪肝。

鲫鱼豆腐木耳汤

主料 大鲫鱼1尾（约300克），豆腐1块（约300克），水发木耳100克。

辅料 鲜汤500克，姜末、葱末、蒜泥、淀粉各5克，盐3.5克，番茄50克。

烹饪与服法 鲫鱼去鳃、鳞和内脏，洗净，用盐1.5克及姜末、葱末和蒜泥抹匀、码味5分钟去腥，再用淀粉上浆；水发木耳撕成小朵单片，与备好上浆的鲫鱼放入煮沸的鲜汤中，小火煮至鱼刺与鱼肉分离时，去鱼骨和刺，加入番茄片（沸水汆一下后撕去皮，切成小片）和豆腐片（长4厘米、宽2.5厘米、厚1厘米）、盐2克，中火煮沸5分钟即成。空腹细嚼慢咽服食。每日1剂，可常食。

功效 养肝护脑，开胃健脾，保健强身。

适用人群 肝性脑病、肝炎、胃肠疾病患者。

百变搭配 香菇200克可代替木耳100克。大鳙鱼头可代替鲫鱼。

木耳荸荠鱼汤

主料 水发木耳100克，荸荠100克，鲭鱼肉200克。

辅料 姜片10克，葱节10克，蒜瓣5个，鲜汤500克，味精、胡椒粉各1克，盐3.5克，淀粉5克。

烹饪与服法 水发木耳洗净，撕成小朵单片；荸荠洗净、去皮，切成薄片；鲭鱼去鳃、鳞和内脏，洗净后片出两边的净鱼肉，再片成薄鱼肉片，用盐2克码味2分钟，再用淀粉上浆备用；将片去鱼肉的鱼骨与木耳、荸荠片与姜片、葱节、蒜瓣共入锅内，加鲜汤，中火煮沸后，改为小火煨至鱼骨肉分离时去鱼骨和刺；改用中火煮沸，均匀分散放入上浆鱼片，煮沸3分钟后，加入味精、胡椒粉和盐1.5克即成。空腹热食。每日1剂，可常服。

功效 养肝护脑，健体强身，清热解毒。

适用人群 肝性脑病、肝炎患者。

百变搭配 大鳙鱼头500克可代替鲭鱼肉200克，其效更佳。

菠菜鸡血脑花汤

主料 菠菜200克，鸡血旺100克，猪脑1副（50～100克）。

辅料 鲜汤500克，盐3克，葱花3克。

烹饪与服法 菠菜去老残叶，洗净，切段；鸡血旺切成小块，猪脑撕去筋膜，洗净，切成薄片；鲜汤用中火煮沸，放入备好的菠菜、鸡血旺和猪脑，煮沸5分钟即熟，加盐和葱花调味即成。空腹细嚼慢咽热食。每日1剂。

功效 养肝护脑，健体强身。

适用人群 肝性脑病、肝炎患者，老年体弱者。

百变搭配 猪血旺、牛血旺、羊血旺、鸭血旺、鹅血旺可代替鸡血旺。

藕骨鱼汤

主料 甜藕500克，猪骨500克，大鲫鱼1尾（约300克）。

辅料 盐3克，生姜10克，大蒜瓣10个。

烹饪与服法 甜藕洗净，拍酥碎；猪骨洗净，砸破，剁成寸半短节；鲫鱼去鳃、鳞和内脏，共入锅内，注入清水800克，加入生姜（洗净、拍碎）、大蒜（去皮、洗净），大火煮沸后改为小火，炖至骨酥骨烂时，去猪骨和鱼骨刺，加盐调味即成。空腹热食。每日1剂，可常食。

功效 养肝护脑，健体强身。

适用人群 肝性脑病、肝炎患者。

百变搭配 海鱼可代替鲫鱼，其效更佳。

山药鱼头汤

主料 山药（鲜品）200克，鳙鱼头500克。

辅料 鲜汤500克，盐3克，鲜生姜末10克，葱花3克。

烹饪与服法 山药刮去须根和外皮，洗净，滚刀法切成小块；鳙鱼头去鳃、鳞后洗净，用盐3克和姜末拌匀，码味10分钟去腥；共入锅内，加入鲜汤，大火煮沸后改为小火炖至散骨刺时，去鱼骨和刺，撒上葱花即成。空腹热食。每日1剂，可常食。

功效 护脑养肝，健脾益胃，气血双补。

适用人群 肝性脑病、肝炎患者，老年体弱者。

百变搭配 海鱼可代替鳙鱼头。同食鲜菜菜肴，其效更好。

芋头蒸鲫鱼

主料 芋头300克，鲫鱼1尾（约300克）。

辅料 姜末10克，葱末5克，盐3克，炒黄豆粉30克，葱花3克。

烹饪与服法 鲫鱼去鳃、鳞、内脏后洗净，用盐2克及姜末、葱末抹匀，腌渍5分钟后加黄豆粉15克拌匀；芋头刮去外皮，洗净后滚刀法切成小块，用盐1克拌匀后再与黄豆粉15克拌匀，放于碗底，鱼放在芋头上面，用碟子盖好后置于蒸锅（笼）中，武火蒸半小时即熟透，取出后撒上葱花即成。空腹热食。每日1剂，可常食。

功效　碱性食品与鱼类食品烹饪后同食，其养肝护脑、健体强身之效显著，久食可治虚劳无力。

适用人群　肝性脑病、肝炎患者，久病初愈、年老体弱者。

百变搭配　鲜山药可代替芋头。

香菇骨鱼汤

主料　香菇300克，猪骨500克，鳙鱼头250克。

辅料　姜片10克，葱节5克，大蒜瓣10个，盐5克，葱花3克。

烹饪与服法　香菇去根蒂，洗净；猪骨洗净，砸破，剁成寸半短节；鳙鱼头去鳃、鳞等，洗净，共入锅内，注入清水800克，大火煮沸后撇去浮沫，加入生姜片、葱节、大蒜瓣和盐，改为小火炖至骨酥肉烂、鱼骨刺与肉分离时，去猪骨和鱼骨刺，撒入葱花即成。空腹热食。每日1剂，可常食。

功效　养肝护脑，健体强身。

适用人群　肝性脑病、肝炎患者。

百变搭配　木耳、草菇等食用蘑菇可代替香菇；海鱼头可代替淡水鱼头。

第五章 肝内胆汁淤积食疗与用药

一、西医识肝内胆汁淤积

西医认为，肝内胆汁淤积是由于肝内原因导致胆流障碍，胆汁不能正常地流入十二指肠，从而反流入血液，造成一系列病理生理改变。其病因包括肝炎、妊娠、药物、饮酒史、胆系或胰腺的手术史、细菌感染、伴有其他相关疾病如自身免疫性疾病（如合并艾滋病病毒感染）和静脉高营养输注等。

该病多进展缓慢。临床表现因基础疾病不同，故差异较大。患者可出现黄疸、皮肤瘙痒、尿色变深、大便颜色变浅、肝脏肿大、脂肪吸收不良的相关症状（如脂肪泻、黄色瘤）、肝性骨营养不良及酮代谢异常等症状。

实验室检查除血清胆红素异常外，可出现多种酶升高，如血清碱性磷酸酶（ALP）、γ-谷氨酰转肽酶（γ-GT）和5-核苷酸酶（5-NT）等，但仅说明胆汁淤积的存在及其程度，并无病因诊断意义。进一步检查包括：①B超检查。有助于判断有无肝外胆管梗阻的存在，是首选的诊断方法。②内镜逆行胰胆管造影（ERCP）或磁共振胆管成像术（MRCP）检查。可清晰地显示胰胆管结构，适用于肝外梗阻者的确诊。③经皮肝穿刺活检。可以评价小叶间胆管的情况，在排除肝外胆管梗阻后，经检查确认有肝内胆汁淤积存在时可予考虑，但仍有病因诊断不明的可能。

就防治肝内胆汁淤积而言，应积极治疗原发病，解除淤胆病因。提倡低脂低胆固醇饮食，鼓励食用五谷杂粮、新鲜蔬菜瓜果制作的饭菜。同时给予利胆药如熊去氧胆酸、苯丙醇（利胆醇）、复方阿嗪米特、腺苷蛋氨酸（思美泰）等利胆退黄治疗（见后述）。

二、中医识肝内胆汁淤积

肝内胆汁淤积患者，黄疸多迁延难消，有"黄疸日久，变为黑疸"之说，故属"淤（瘀）黄""黄疸"的范畴。其始发病因基本与急、慢性肝炎相同，也是由湿热或湿热疫毒引起，只是其毒热多较深、较重，弥漫周身，淤滞血分；由于邪滞血分，引起血热相结，进而瘀血阻络，故黄疸色深而晦暗；或瘀热胶结发黄。尚因湿浊为患，湿浊其性阴寒，受毒热熬煎，成为痰浊，复与毒热瘀血凝结，胶固难化，以致黄疸久久不退；久治不退者，应加化痰理气之品，或燥湿化痰，或行气化痰。若湿浊盛于毒热，阳气受损日甚一日，阴寒之气日重，则可向阴黄化转。

三、临床表现

（1）多发病于35～65岁，女多于男。起病隐袭，早期症状较轻微。患者多有肝炎、妊娠、饮（嗜）酒史、胆系或胰腺的手术史、细菌（病毒）感染史；伴有其他相关疾病，如自身免疫性疾病（合并艾滋病病毒感染等）和静脉高营养输注等。

（2）患者一般情况良好，食欲和体重多无明显下降。约10%的患者可无症状。本病进程缓慢，已观察到胆汁淤积所致肝硬化者存活50岁以上病例。部分患者在早期稍后出现乏力、皮肤瘙痒、脂溶性维生素（维生素A和维生素E）缺乏表现，或自身免疫性疾病表现，如类风湿关节炎、系统性红斑狼疮和干燥综合征等。晚期主要表现为慢性阻塞性黄疸、肝脾肿大、皮肤色素沉着、尿色变深、大便颜色变浅、脂肪吸收不良的相关症状（脂肪泻、黄色瘤）以及脑积水、肝性脑病、消化道出血、肝性骨营养不良及酮代谢异常等症状。

（3）**实验室检查** 见"西医识肝内胆汁淤积"。

四、肝内胆汁淤积常用西药

临床治疗肝内胆汁淤积多选用利胆药并配合基础疾病治疗，举例如下。

（1）**腺苷蛋氨酸（思美泰）** 主要用于治疗肝硬化前和肝硬化所致肝内胆汁淤积，也用于治疗妊娠期肝内胆汁淤积。初始治疗：肌内或静脉注射，每天500～1000毫克，共2周。维持治疗：口服，每天500～1000毫克。由于本品在酸性环境中才有活性，部分患者在服药后有烧心和上腹痛；偶见昼夜节律紊乱，睡前服用催眠药可减轻此症状。血氨增高的肝硬化前及肝硬化病人、孕妇必须在医师监督下用本品，并注意监测血氨水平。

（2）**复方二氯醋酸二异丙胺、复方二羟基二丁醚胶囊（保胆健素）、环烃氧**

醛酸（利胆通）、熊去氧胆酸、复方阿嗪米特、曲匹布通（舒胆通）等　缓解肝内胆汁淤积的效果相对良好，须仔细阅读药品说明书，在有经验的专科医师或临床药师监督和指导下用药。

（3）**其他**　托尼萘酸（肝胆能，加诺）促胆汁分泌和护肝作用显著。用于肝炎、胆管炎、胆囊炎、胆石症、胆汁性胆绞痛、肝汁淤滞及黄疸等，宜在饭前30分钟服1～2片，每日3次。但严重肝功能不良、胆管阻塞、胆囊气肿及肝昏迷者禁用；肾功能不良者慎用。

五、肝内胆汁淤积常用中药

1.肝内胆汁淤积方剂

（1）**复方茵陈赤芍汤（基本处方）1号**　其药物组成为：茵陈30克，赤芍30克，蒲公英30克，大黄10克，牡丹皮12克，郁金15克，车前子15克，车前草15克，小蓟15～30克，白茅根30克，枳壳10克。水煎服，每日1剂。宜煎3次，每次煎沸半小时，合并煎液，分3次空腹温饮。可用至黄疸消退、胆红素接近或恢复至正常范围时减量，逐渐停药。或遵医嘱对症加减。

（2）**复方茵陈赤芍汤2号**　其药物组成为基本处方加瓜蒌15克，黄连10克，半夏10克。水煎服，每日1剂。适用于肝内胆汁淤积伴胸膈满闷、按之不舒者。

（3）**复方茵陈赤芍汤3号**　其药物组成为基本处方加蔻仁、草果仁、藿香等各5～15克。水煎服，每日1剂。适用于肝内胆汁淤积伴腹胀、苔厚腻、湿浊重者。

（4）**复方茵陈赤芍汤4号**　其药物组成为基本处方加炒栀子10克，淡豆豉10克。水煎服，每日1剂。适用于肝内胆汁淤积伴心烦欲呕者。

（5）**复方茵陈赤芍汤5号**　其药物组成为基本处方加黛矾散（硝石12克、矾石10克、青黛30克，共研细末）。每日1剂。基本处方每日煎3次，每次煎沸半小时，合并煎液，分3次温热送服黛矾散（每日3次，每次送服2克）。

（6）**复方茵陈赤芍汤6号**　其药物组成为基本处方加制附片5～15克。用纱布将制附片包好，水煎3次，每次煎沸半小时，合并煎液，分3次温饮，可食纱布中的制附片。适用于肝内胆汁淤积伴黄疸色晦暗、脉缓而弱或舌质淡暗者。

（7）**复方茵陈赤芍汤7号**　其药物组成为去掉基本处方中的大黄，加炒白术15克，干姜6克。如疗效不理想，改用党参（或太子参）、炒山药、白扁豆各5～15克。水煎服，每日1剂。适用于肝内胆汁淤积伴大便稀或泄泻者。

（8）**复方茵陈赤芍汤8号**　其药物组成为基本处方加金银花、连翘各15克；高热患者可再加大青叶、秦艽。水煎服，并给予羚羊角粉1克冲服。适用于肝内胆汁淤积伴发热者。

（9）**复方茵陈赤芍汤9号** 其药物组成为基本处方加柴胡、黄芩各12克。水煎服，每日1剂。适用于肝胆汁淤积伴寒热往来、咽干、胸胁苦满者。

（10）**复方茵陈赤芍汤10号** 其药物组成为基本处方加桃仁10克、凌霄花10克；或蝉蜕、地肤子、荆芥穗、防风、蛇床子等各5～15克。水煎服，每日1剂。适用于肝内胆汁淤积伴身痒甚者。

（11）**复方茵陈赤芍汤11号** 其药物组成为基本处方加北黄芪10～60克。水煎服，每日1剂。适用于肝内胆汁淤积伴身黄日久、神疲乏力者。

（12）**复方赤芍生地葛丹汤** 其药物组成为赤芍60～80克，生地黄15克，葛根30克，牡丹皮15克。水煎服，每日1剂，适用于毒热瘀滞的肝内胆汁淤积。若皮肤瘙痒重者，加防风、地肤子、白鲜皮各5～15克。若胃脘胀满者，加莱菔子30克；若便秘者加生大黄10克，芒硝4克。均水煎服，每日1剂。汪承柏用此法治疗毒热瘀滞的195例重型淤胆型肝炎，治愈185例。

（13）**加味膈下逐瘀汤** 其药物组成为五灵脂、当归、川芎、桃仁、赤芍、牡丹皮、乌药、延胡索、香附、甘草、红花、枳壳、栀子、败酱草、黄芩、黄柏等各5～15克，茵陈30～100克。水煎服，每日1剂。适用于肝内胆汁淤积伴顽固性黄疸且湿热证明显者。当黄疸消退后应减少茵陈用量。虚象显露时去桃仁、大黄、败酱草，酌加黄芪、白术、茯苓等。

（14）**复方茵陈茯苓汤** 其药物组成为：茵陈20～60克，茯苓15克，猪苓12克，泽泻5～15克，苍术、白术各10克，炮附子（制附片）10克，厚朴10～15克。水煎服，每日1剂。适用于肝内胆汁淤积属寒湿困脾的阴黄证者。

2.肝内胆汁淤积中西医新方

其中药物组成为当归30克，赤芍30克，生大黄10克。水煎服，每日1剂。同时用西药酚妥拉明10毫克，加入10%葡萄糖注射液250毫升，按每分钟30滴静脉给药，每天2次，连用14天后血清胆红素降到正常范围（如无效则停药）。

3.肝内胆汁淤积常用中成药

（1）**益肝健脾，补虚扶正** 香菇多糖片（注射液）。

（2）**清利肝胆** 消炎利胆片（颗粒、胶囊）、复方胆通胶囊。

（3）**疏肝解郁** 丹栀逍遥丸、逍遥丸、柴胡舒肝丸、加味逍遥胶囊（片）等。

（4）**疏肝和胃** 加味左金丸。

（5）**疏肝理气，健脾消食** 护肝片。

（6）**清肝胆湿热** 龙胆泻肝丸（颗粒、胶囊、片），八宝丹（八宝丹胶囊）、参芪肝康胶囊、熊胆舒肝利胆胶囊等。

以上中成药均应仔细阅读说明书，并遵医嘱用。

六、肝内胆汁淤积药膳调养

茵陈蒿鸡汤

主料 鲜嫩茵陈蒿50～100克，鸡肉（带骨）150克。

辅料 鲜嫩蒲公英50～100克，红糖适量。

烹饪与服法 将鲜嫩茵陈蒿、蒲公英分别清洗干净，沥干；鸡肉洗净，剁切成小块，加水适量，小火炖至骨酥肉烂时加入备好的茵陈蒿、蒲公英，再煮沸几分钟即成。用红糖调味后空腹热食，食鸡肉、茵陈蒿和蒲公英，热汤送服。每日1剂。10天为1个疗程，直至病情稳定；如黄疸消退、胆红素恢复至正常范围时应停用。

功效 清热利湿，利胆退黄，养肝护肝。

适用人群 肝内胆汁淤积等肝病患者及伴有轻度发热者。

百变搭配 若无鲜品，可用干品茵陈蒿、蒲公英各20克代替，用纱布袋装并扎紧袋口，与鸡肉同煮，调味前弃纱布袋，吃鸡肉，热汤送服，其效相当。

茵陈板蓝根炖猪骨

主料 茵陈蒿（干品）20克，北板蓝根20克，猪棒骨200～300克。

辅料 甘蔗汁或蔗糖适量。

烹饪与服法 将茵陈蒿洗去浮尘，装入纱布袋中，扎紧袋口；北板蓝根洗去浮尘；猪骨洗净，剁切成短节，共入锅内，加水500克，小火熬至骨酥肉烂时，弃纱布袋，用甘蔗汁或蔗糖调味后空腹吃北板蓝根和猪肉、饮汤。每日1剂，直至黄疸消退、胆红素与转氨酶降至正常或接近正常。

功效 清热散瘀，降酶退黄，通络除湿。

适用人群 肝内胆汁淤积等肝病患者。

百变搭配 可配用赤芍10～20克以增效。

大小蓟茵陈蒿肝片汤

主料 大小蓟幼苗各50克，茵陈蒿嫩叶50克，猪肝100克。

辅料 生姜末5克，盐2克，淀粉10克，味精1克，鲜汤300～500克，陈皮末5克。

烹饪与服法 将大小蓟幼苗和茵陈蒿嫩叶分别择洗干净，沥干；猪肝剔去筋膜，洗净后切成薄片，与生姜末、陈皮末拌匀码味3分钟后加盐和淀粉调味上浆，分散放入滚沸的鲜汤锅中，划散煮沸3分钟后放入大小蓟幼苗和茵陈蒿嫩叶，煮沸5分钟后加味精调味。空腹热食。每日1剂。黄疸消退、胆红素和转氨酶降至正常或接近正常范围时停用。

功效 凉血活血，退黄利胆，养护肝脏。

适用人群 肝内胆汁淤积等肝病患者。

百变搭配 大小蓟、茵陈蒿无鲜品时，可用干品10克布包煎汤。

山药山楂炖骨汤

主料 山楂50克，鲜山药200克，带肉猪骨500克。

辅料 姜片10克，味精1克，葱段10克，精盐3克。

烹饪与服法 山楂用清水洗去浮尘，装入纱布袋中，扎紧袋口；鲜山药刮去须根，冲洗干净后，切成5厘米见方的块；带肉猪骨洗净，砸破，剁成寸段，与姜片、葱段等共入锅内，注入清水约800～1000克，大火煮沸后滗去浮沫，盖好盖后改为小火衡沸，炖至骨肉分离时，弃纱布袋，调入盐和味精。早、晚空腹热食，吃肉和山药，热汤送下。每日1次，10～15天为1个疗程。

功效 养护肝脾，补中益气，活血散瘀。

适用人群 肝内胆汁淤积、食欲不振、免疫力低下者。

鸡骨草糖饮

主料 鸡骨草30克。

辅料 冰糖20克。

烹饪与服法 将鸡骨草豆荚全部摘除（本品种子有大毒，忌服，用前须弃豆荚），洗净，切成寸段，放入砂锅内，加水淹没药面，煮沸2次，每次衡沸半小时，滤取药汁，弃药渣，合并药汁，加冰糖调味。于早、晚分2次空腹热饮。7～10天为1个疗程。

功效 清热解毒，消肿散瘀。

适用人群 肝内胆汁淤积患者，肝气郁结者。

百变搭配 宜吃富含膳食纤维的饭菜，促进胃肠正常蠕动和胆汁分泌。

马鞭草茵陈汤

主料 马鞭草10克，茵陈10克。

辅料 白糖适量。

烹饪与服法 将两味主药分别洗去浮尘，切成2厘米长的段，放入砂锅中，加水淹没药面，煎沸2次，每次小火衡沸半小时，合并两次滤液，加糖调味。空腹热饮。每日1剂，7～10天为1个疗程。

功效 清热解毒，消炎利胆，通经散瘀，利尿止痒。

适用人群 肝内胆汁淤积、肝气郁结患者。

柴胡金钱草炖猪骨

主料 柴胡15克，金钱草15克，猪棒骨300克。

辅料 甘蔗汁或蔗糖适量。

烹饪与服法 将柴胡、金钱草分别洗去浮尘，装入纱布袋，扎紧袋口，与洗净、剁切成短节的猪骨共入砂锅内，加水500克，小火炖至骨酥肉烂时，弃纱布袋，用甘蔗汁或蔗糖调味。空腹吃肉、饮汤。每日1剂，10天为1个疗程。

功效 疏肝理气，排石退黄，利胆除湿。

适用人群 肝内胆汁淤积伴有肝胆结石、直径在0.5厘米以下的患者。

百变搭配 可配用赤芍10克，有协同之效。

注 药性偏寒，脾虚寒湿的阴黄证患者忌用；必要时可加干姜10克。

赤芍丹芪老鸭汤

主料 赤芍10～30克，丹参15克，黄芪15～50克，老雄鸭肉200克。

辅料 甘蔗汁或蔗糖适量。

烹饪与服法 将赤芍、丹参、黄芪分别洗去浮尘，装入纱布袋中，扎紧袋口，与洗净、剁成小块的老鸭肉共入砂锅内，小火炖至骨酥肉烂时，弃纱布袋，用蔗糖或甘蔗汁调味。空腹热食，吃鸭肉，饮汤。每日1剂，7～10天为1个疗程。

功效 凉血活血，清热除湿，滋肾护肝，增强机体免疫力。

适用人群 肝内胆汁淤积等肝病患者。

百变搭配 转氨酶升高者可加茵陈10～30克；转氨酶升高伴睡眠欠佳者可配用五味子10～20克。

茵陈赤白芍炖猪蹄

主料 茵陈10～50克，赤芍、白芍各15克，猪蹄1只。

辅料 甘蔗汁或蔗糖适量。

烹饪与服法 将茵陈、赤芍、白芍分别洗去浮尘，装入纱布袋，扎紧袋口；猪蹄在明火或炭火上烤至焦黄后，用清水刮洗干净，剖开后剁切成小块，共入砂锅内，加水800克，用小火炖至骨酥肉烂时，弃去纱布袋，用甘蔗汁或蔗糖调味。空腹热食，吃肉饮汤。每日1剂，7～10天为1个疗程。

功效 清热凉血，养血活血，柔肝止痛，利胆退黄。

适用人群 肝内胆汁淤积等肝病患者。

百变搭配 腹胀明显、舌苔厚腻、湿浊重的肝内胆汁淤积患者宜配用蔻仁、草果仁、藿香各5～15克，洗去浮尘后装入纱布袋中煎水服。

茵陈金钱公英苡仁粥

主料 茵陈15克，金钱草15克，蒲公英15克，薏苡仁50克，糯米50克。

辅料 红糖适量，鲜汤（骨头汤）800克。

烹饪与服法 将茵陈、金钱草、蒲公英分别洗去浮尘，装入纱布袋，扎紧袋口；薏苡仁、糯米分别淘洗干净，共入砂锅内，加入鲜汤（骨头汤），用小火炖至稠粥，弃去纱布袋，加红糖调味。空腹热食。每日1剂，10天为1个疗程。

功效 清热解毒，利胆退黄，排石止痛。

适用人群 肝内胆汁淤积等肝病患者，伴有低热、结石直径小于0.5厘米的患者。

禁忌 气虚、食少便稀或腹泻者忌用。

百变搭配 发热明显（38℃及以上）时宜配用金银花10～30克；高热时可配用水牛角浓缩粉1克，用热药汁冲服。

赤芍当归板蓝根炖田螺

主料 赤芍15克，当归10克，北板蓝根15克，田螺肉100克。

辅料 生姜10克，盐2克，鲜汤500克。

烹饪与服法 赤芍、当归、北板蓝根分别洗去浮尘，生姜洗净、拍碎后一起装入纱布袋，扎紧袋口；田螺肉洗净，切薄片后共入砂锅内，加鲜汤，用小火炖沸40分钟，弃去纱布袋，加盐调味。空腹热食田螺肉和汤。每日1剂，10天为1个疗程。

功效 理血活血，利胆除湿，去瘀生新。

适用人群 肝内胆汁淤积等肝病患者。

百变搭配 蚌肉、溪螺肉、海螺肉可代替田螺肉。赤芍、当归、北板蓝根可嚼服。

茵陈郁金粉蒸肝片

主料 茵陈15克，郁金10克，鸡肝100克，香附10克，柴胡10克。

辅料 红糖10克。

烹饪与服法 茵陈、郁金晒（烘）干后磨成粉；鸡肝洗净，切薄片，用前述二药粉拌匀，隔水蒸熟，用香附、柴胡煎汤送服（柴胡、香附煎汤可用红糖调味）。每日1剂，10天为1个疗程。

功效 疏肝理气，利胆退黄，祛瘀止痛。

适用人群 肝内胆汁淤积等肝病患者。

百变搭配 鸭肝、鹅肝、猪肝可代替鸡肝。

金龙鱼清肝祛瘀汤

主料　金钱草10～20克，龙胆草10克，鲫鱼1尾（约200～300克）。

辅料　姜末10克，葱白头10个，独蒜头10个，盐2克。

烹饪与服法　金钱草、龙胆草装入纱布袋中，扎紧袋口；鲫鱼去鳞、鳃和内脏，洗净，共入砂锅内，注入清水500克，中火烧沸打去浮沫后，加入备好的独蒜头（去皮、洗净）、姜末、葱白头和盐，改为小火炖至鱼熟透散刺（约半小时），弃鱼骨（刺），弃去纱布袋（可再次加水煎沸，或滚开水冲泡当茶饮）。空腹吃鱼肉，饮药汁。大蒜和葱白亦可食用。每日1剂，15天为1个疗程。

功效　清肝祛瘀，健脾除湿。

适用人群　肝内胆汁淤积等肝病患者。

百变搭配　鲳鱼、青鱼等可代替鲫鱼。

七、肝内胆汁淤积食疗食谱

香菇藕骨汤

主料　香菇300克，藕300克，猪骨300克。

辅料　独头大蒜10个，盐3克，葱花5克。

烹饪与服法　香菇洗净；藕洗净，拍碎；猪骨洗净，剁切成小段；独头大蒜去皮洗净，共入砂锅，加水800克，炖至酥烂，加盐和葱花调味。空腹热食，每日1剂，15天为1个疗程。

功效　保肝健脾，滋养五脏，除湿祛瘀。

适用人群　肝内胆汁淤积等肝病患者。

百变搭配　可配用莲子15克、芡实15克、荷叶20克（布包），其效更佳。

马兰蕺菜萝卜丝

主料　马兰头50～100克，蕺菜100克，红皮萝卜或半头红萝卜250克。

辅料　芝麻油10克，辣椒油3克，花椒面、胡椒面、味精各1克，香菜末3克，独蒜泥10克，精盐2克，白酱油10克，葱末3克，蔗糖5克，醋3克。

烹饪与服法　马兰头（又名路边菊或田边菊、鸡儿肠、泥鳅串，春天摘其嫩叶作蔬菜称马兰头）、蕺菜（鱼腥草）择洗干净后沥干，有条件时放在1：2000的高锰酸钾溶液中浸泡15分钟，再用清水洗净、切段、沥干备用；萝卜刷洗干净后去两头，切成5厘米长细丝；盛于大碗内，加上全部辅料拌匀，码味半小时后空腹或佐餐食用。每日1剂，可常食。

功效　清热止血，抗菌消炎，解毒利尿，消食化积，利胆退黄。

适用人群 黄疸型或无黄疸型急性肝炎所致肝内胆汁淤积的患者。

百变搭配 青头萝卜、全身白萝卜可代替红皮萝卜或半头红萝卜；胡萝卜亦可与马兰头、鱼腥草拌食，但不宜与萝卜凉拌，以免胡萝卜所含的活性酶破坏萝卜（红皮白萝卜等）的有效成分。

糖醋胡萝卜丝

主料 胡萝卜400克，香菜（芫荽）50克，独蒜泥10克。

辅料 盐3克，蔗糖25克，白酱油10克，醋30克，芝麻油10克，味精、胡椒粉各1克。

烹饪与服法 胡萝卜洗净，切长细丝，香菜洗净切段，与蒜泥和全部辅料拌匀，码味半小时后空腹或佐餐食用。

功效 富含维生素A前体（胡萝卜素）、维生素C等；抗氧化、去自由基作用较强；清热解毒，健胃助消化，促胃肠蠕动。

适用人群 肝内胆汁淤积患者。

百变搭配 隔日凉拌白萝卜丝（辅料相同）交替食用。

烧拌春笋

主料 嫩鲜春笋（带壳）1000克。

辅料 熟油15克，花椒12粒，干红椒3根，盐2克，味精1克，白酱油10克，碎芝麻10克，芝麻油5克。

烹饪与服法 春笋放入子母火（柴火煮饭后在灶膛中余烬炭，约800℃左右）中包着煨烧；烧至笋壳焦时，笋肉已熟，取出剥去外壳，洗净后用手或刀拍破，切整齐，撕成细丝。净锅置中火上，下油烧至七成热时，下辣椒节、花椒粒炸酥透捞出，用力剁细。锅油倒入笋丝碗内，加入余下的全部辅料拌匀，码味10分钟后佐餐或空腹食用。每日1次，可常食。

功效 降脂利胆，促胃肠蠕动，有助于排毒。

适用人群 肝内胆汁淤积、脂肪肝患者。

百变搭配 可配用禽肝100克，以利于养护肝脏。

香蕈薤白骨头汤

主料 香蕈200克，薤白50克，猪骨500克。

辅料 盐3克，葱花3克。

烹饪与服法 将香蕈、薤白分别洗净；猪骨洗净，剁切成短节，共入锅内，加水800克，用中火烧沸后打去浮沫，改小火炖至骨酥肉烂时，加盐和葱花调味。空腹热食或佐餐食用。可常食。

功效 养护肝脏，温中散结，利胆祛瘀。

适用人群 肝内胆汁淤积等肝病患者。

百变搭配 出锅前5分钟可加入洗净、切碎的鲜嫩菜叶，煮熟食用。

香菇独蒜肝片汤

主料 香菇300克，独蒜10克，猪肝150克。

辅料 鲜汤（骨肉汤）800克，藕粉20克，盐4克，味精、胡椒粉各1克，葱花、姜末各2克。

烹饪与服法 将香菇洗净、切片，独蒜去皮，洗净，共入锅内，加鲜汤，中火煮沸半小时；猪肝洗净，切片，用盐1.5克拌匀，码味5分钟后用藕粉拌匀上浆，分散放入滚沸的香菇汤中，煮沸3～5分钟，放入余盐和味精、胡椒粉、姜末调味，稍沸后盛于碗中，撒上葱花即成。空腹热食或佐餐食用。每日1剂，可常食。

功效 保肝健脾，解毒利胆，增强免疫力。

适用人群 肝内胆汁淤积等肝病患者。尚可用于脂肪肝、肝癌食疗。

百变搭配 草菇可代替香菇。

灵芝泥鳅汤

主料 灵芝蕈10～20克，泥鳅300克。

辅料 盐3～5克，葱花5克，独蒜10个。

烹饪与服法 泥鳅去鳃和内脏，洗净，灵芝蕈去杂质（市售薄饮片），共入砂锅内，注入清水500克，加入独蒜（去皮、洗净）和盐，中火煮沸后，改小火衡沸1小时，盛于碗中，撒上葱花即成。空腹热食。每日1剂，15天为1个疗程。

功效 养护肝脏，健脾祛瘀，除湿利胆。

适用人群 肝内胆汁淤积等肝病患者。

百变搭配 黑木耳50克可代替灵芝。宜同食五谷杂粮和蔬菜等普食。

香菇独蒜鲫鱼汤

主料 香菇300克，独蒜10个，鲫鱼250克。

辅料 姜片10克，葱白头10节，盐3克。

烹饪与服法 香菇、独蒜（去皮）洗净；鲫鱼去鳞、鳃和内脏，洗净，与辅料共入锅内，加水500克，煮酥烂后空腹热食。每日1剂，15天为1个疗程。

功效 养肝健脾，利胆祛瘀。

适用人群 肝内胆汁淤积等肝病患者。

百变搭配　草菇、茶菇、鸡腿菇、鸡枞蕈等食用蘑菇可代替香菇；鳙鱼、草鱼、青鱼可代替鲫鱼。

沙拉双脆

主料　鲜嫩青（箭）竹笋可食部200～300克（带壳3根），嫩黄瓜200～300克，生菜叶4张。

辅料　精盐2.5克，沙拉酱100克，红椒丝1克，牙签数个（根据就餐人数而定）。

烹饪与服法　竹笋连壳煮熟，泡入冰水中晾凉，削去外壳，切成滚刀小块，装碗内放冰箱（柜）中冷藏。装盘时，用清洁布吸干水分，插上牙签上桌。附带沙拉酱一碟，蘸酱食之。嫩黄瓜洗净，削外皮，切成2厘米宽的段，撒上精盐、红椒丝拌匀，渍10分钟后装盘，带沙拉酱上桌蘸食。夏季每日1次，可常食。

功效　清热利水，解毒消炎，软坚祛瘀。

适用人群　肝内胆汁淤积等肝病患者；热带地区和炎热夏季正常人解暑食用。

三丝青笋卷

主料　青笋（莴笋）500克，洋粉10克，青柿子椒150克，胡萝卜100克。

辅料　蔗糖2克，芝麻油10克，盐3克，味精1克，食醋2克，鲜蒜泥15克。

烹饪与服法　青柿子椒放柴火上烤至皮皱断生，切成细长丝；胡萝卜洗净，切去两头后在沸水中焯一下，捞出放凉，切成细长丝；洋粉用热水泡涨，洗净，挤去水分，切成细丝；共入盘中，用盐、味精、芝麻油和食醋拌匀。青笋去皮、筋，切成5厘米长的段，用盐腌软，洗去盐味，用滚刀片成极薄的长片，拌上少许盐、鲜蒜泥和味精后待用；将上述拌好的三种丝放在青笋薄片上，用手卷成食指粗的圆筒形，装盘即成。空腹或佐餐食用。每日1次，可常食。菜质嫩脆，红绿相间，鲜美爽口。

功效　滋养肝肾，健脾利湿。

适用人群　肝内胆汁淤积等肝病患者。

百变搭配　不辣的市售嫩青椒可代替青柿子椒。洋粉用嫩黄瓜或洋葱代替，则更爽口。

丝瓜肝片汤

主料　嫩丝瓜500克，猪肝150克。

辅料　盐3克，葛粉10克，姜末、葱末各3克，味精、胡椒粉各1克，鲜汤500克。

烹饪与服法　滚刀切成薄片；猪肝去筋膜、洗净、切成薄片，用盐、姜末、葱末、味精、胡椒粉拌匀、码味5分钟，再用葛粉上浆待用。将鲜汤用中火烧开后放入丝瓜片，煮沸后放入上浆肝片，推散煮沸5分钟即出锅，盛于大碗中即成。空腹食用或佐餐食用。每日1次，可常食。

功效　养护肝脏，祛风化瘀，凉血解毒。

适用人群　肝内胆汁淤积等肝病患者。

百变搭配　冬瓜代替丝瓜，则除湿利尿较强；鸡、鸭、鹅肝可代替猪肝；藕粉可代替葛粉。

苦瓜炒肝片

主料　苦瓜300克，猪肝150克。

辅料　姜末、葱末各3克，盐3～5克，淀粉15克，花生油适量，味精、胡椒粉各1克。

烹饪与服法　将苦瓜去两头，对剖开，去瓜瓤后洗净，斜切成薄片；猪肝去筋膜后洗净，切成薄片，加盐2克，葱末、姜末、味精和胡椒粉拌匀，码味3分钟后用淀粉上浆待用；油在锅中烧至七成热，下苦瓜片翻炒几下，拨在锅内的一边，下入上浆肝片炒散后，再与苦瓜片翻炒至熟，再放盐2～3克翻匀入味，盛于碗中即成。空腹热食，或佐餐食用。暑热天尤宜。

功效　保肝肾，清肝热，解毒。

适用人群　肝内胆汁淤积等肝病患者。

百变搭配　鸡、鸭、鹅肝可代替猪肝。

第六章 酒精性肝病（炎）食疗与用药

一、西医识酒精性肝病（炎）

酒精性肝病（包括酒精性肝炎，简称酒精肝、ALD），是由于长期大量饮酒导致的肝损害，包括酒精性脂肪肝、酒精性肝炎、酒精性纤维化和酒精性肝硬化。长期大量饮酒，特别是饮烈性酒和嗜酒成性者，会对肝脏产生直接毒性作用，引起肝脏的一系列病变，通称为酒精性肝病。

目前，人体摄入酒精（乙醇）的安全量尚有争议（简称饮酒安全限量），在中国，卫生部建议成年男性一天饮用的酒精量不超过25克，女性不超过15克。酒精量计算公式如下：纯酒精（乙醇）量（克）＝饮酒量（毫升）×乙醇含量（%，度，毫升/毫升）×0.8。

饮酒方式不同，对肝脏损害程度也有差异。单纯饮酒不进食，或同时饮用多种不同的白酒、果酒（葡萄酒）易发生酒精肝。饮酒前进食一定量的食物（下酒菜）可延迟胃排空，减轻对胃肠黏膜的刺激，减缓小肠（黏膜）对酒精的吸收，降低血中酒精浓度。饮低度酒比饮高浓度酒吸收缓慢；饮30°以上，尤其是52°～60°烈性酒3～4杯（纯酒精150克左右），可对胃肠黏膜造成即时性损伤，且吸收入血速度很快，易引起急性酒精中毒。国内媒体曾报道一次酗酒或饮酒量达500～1000克以上而发生猝死的事件。

饮一口酒后即刻喝几口汤或不含酒精的饮料（温开水、矿泉水），有稀释高浓度酒变为低浓度酒的效果，延长并减缓酒精吸收入血，减轻肝脏的负担。如在餐前，尤其是在饮酒前10分钟冲服2袋胃肠黏膜保护药（蒙脱石散、思密达、必奇、果胶铋、裕尔凝胶、铝碳酸镁颗粒剂等），可吸收约40%的酒精，减少酒精对胃肠黏膜和肝脏的损伤。

此外，酒精性肝损害还与性别、种族、遗传、代谢酶（乙醇或乙醛脱氢酶）含量等因素有关。尚需排除代谢异常和药物性肝损害。

酒精性脂肪肝可有肝肿大或轻度肝功能异常，重症可出现黄疸、肝区疼痛，极少数有肝功能失代偿、门脉高压（腹部"青筋"怒张明显）等表现。罕见因脂肪栓塞突然死亡，且多见于酗酒而郁闷者，或伴有心、脑疾病的患者。

酒精性肝炎临床表现差异大。

① 轻者无症状，重者可死于并发症。常有发热、全身不适、食欲不振、恶心呕吐、体重减轻等。

② 肝肿大（以右叶为主）伴压痛，可伴黄疸。约1/3患者脾大，部分患者腮腺肿大。

③ 并发症有肝功能衰竭、消化道出血、营养不良、末梢神经炎、肝昏迷、继发感染等。

酒精性肝硬化多在40～50岁出现，80%有5～10年大量饮酒或嗜酒史，表现与一般肝硬化相似。

辅助性检查有助于酒精性肝病诊断。

① 血象和生化检查如转氨酶及AST/ALT检查，比值＞2；血内酒精和尿酸浓度增高。

② 影像学检查，如B超、CT检查等。

③ 病理检查诊断，肝活组织检查须权衡利弊和征得患者本人同意。

防治措施要点如下。

① 戒酒。给予高糖、高蛋白、高维生素和低脂肪饮食。但若有肝性脑病的表现或先兆，应限制蛋白质（瘦肉、鱼类、蛋清等）饮食。与富含不饱和脂肪酸的饮食相比，富含饱和脂肪酸的饮食（肥肉、油腻食品）可使病情减轻（但可使血脂升高，加大脂肪肝风险）；中链脂肪酸甘油三酯易于氧化，可减少肝内脂肪蓄积。胆碱、蛋氨酸有助于病情缓解，促进康复。

② 食疗。可进食富含B族维生素的食物如瘦肉、鱼类、蛋清制品（肝性脑病除外）、果仁、粗粮、主副食品（面包、强化麦片、米糠等五谷杂粮制品）等，有利于健康（食谱、菜肴见后述）。

③ 慎用保肝降酶药物，如后述的类固醇激素、腺苷蛋氨酸、多不饱和磷脂（肝得健、易善复、易善力）、胰岛素和胰高血糖素，丙硫氧嘧啶、秋水仙碱、还原型谷胱甘肽、牛磺酸、维生素A、维生素E、γ-月见草油等。降脂药的应用尚有争议，许多降脂药可能促进血脂更集中于肝脏代谢进而加重肝功能损害。中药如桃仁、丹参、当归、汉防己碱、枸杞子、何首乌等，分别有改善肝微循环、防止肝细胞变性坏死、减少细胞外基质等作用，有助于肝纤维化的治疗。

二、中医识酒精性肝病（炎）

中医认为酒精性肝病（炎）属"酒积""肝痹"和"胁痛"的范畴。长期过量饮酒或嗜酒成性（酒癖）者，尤其是长期喝烈性酒、高浓度白酒者，致肝胆湿热，可出现胁痛、肝（腹）区不适、胀满、恶心厌油，或胁肋作痛、胸腹胀闷、食欲不振、疲乏无力、烦躁易怒，舌苔白腻或黄腻、脉滑数或沉弦。对症治疗可健胃和胃、清肝利胆；或降脂疏肝、理气养血；或解毒化浊，养肝护肝。酒醉昏迷或现肝性脑病时，则应急救用醒脑静注射液（复方麝香注射液）等输液和对症处理。

三、酒精性肝病（炎）常用西药

（1）**必需磷脂胶囊** 曾用名肝得健、易善复、易善力等。为复方制剂，其主要成分有必需磷脂（天然的胆碱—磷酸二甘油酯、亚油酸、亚麻酸及油酸），维生素B_1、维生素B_2、维生素B_6、维生素B_{12}，烟酰胺等（胶囊剂、静脉注射液及静脉滴注液的含量有所不同）。本药可使肝细胞膜组织再生，协调磷脂与细胞膜组织之间的功能，因而可有效地使肝脏的脂肪代谢、合成蛋白及解毒功能等恢复正常，防止肝细胞坏死及结缔组织增生，促进肝病康复。注射剂应用应遵医嘱。胶囊剂每日口服3次，每次2粒，进餐时整粒吞服。

（2）**腺苷蛋氨酸肠溶片（注射液）** 该药是存在于人体内所有组织和体液中的一种生理活性分子。在肝内，它能调节肝脏细胞膜的流动性并能促进解毒过程中硫化产物的合成；可使肝硬化、肝性脑病、肝内胆汁淤积和酒精性肝病（炎）患者恢复其内源性水平，保护和修复肝细胞膜功能，克服腺苷蛋氨酸合成酶活性降低所致的代谢障碍，重建体内防止胆汁淤积的生理机制。成人初始治疗：肌内或静脉注射，每天0.5～1克，共2周。维持治疗：口服，每天0.5～1克。或遵医嘱用。

（3）**复方二羟基二丁醚胶囊（保胆健素）** 动物实验证实，应用该药后，对酒精中毒的肝组织及细胞的损伤远较对照组低，故有明显的护肝作用；有高效的泌胆汁作用。用于包括酒精性肝病在内的肝病患者。成人在饭前口服1粒，每日3次；可酌情增至每日4～6粒。一般服药后4～6日显效，总疗程根据病情确定。

（4）**硫普罗宁（凯西莱）** 参阅"脂肪肝辅助用西药"。

四、酒精性肝病（炎）中医药治疗

1.常用方剂

（1）**酒精性肝病（炎）用基本方剂** 虎杖、白花蛇舌草、野菊花、北豆根、拳参、茵陈、土茯苓、白茅根、茜草、蚕沙、淫羊藿、橘红、甘草。剂量随症加减。有清肝利胆和解毒的功能，临床用于酒积、肝痹，因肝胆失于疏泄所致胁肋作痛、口干口苦、恶心纳差、小便黄、大便干、疲乏无力、舌红苔黄腻（甚至绛紫色）、脉弦滑数者。水煎汤服用，每日1剂或遵医嘱。

（2）**葛根金钱草汤（饮）** 取粉葛15克，金钱草15克，水500克，煎沸半小时后取汁当茶饮；药渣可继续用鲜沸开水冲服。每日1剂。适用于酒精性肝病（炎）伴有胆石症，且胆结石直径在0.5～0.8厘米或以下的患者。可用少许蔗糖调味。

（3）**葛根茵陈汤（饮）** 取葛根（粉葛、甜葛）10～15克，茵陈10～20克，水500克，煎沸半小时后，取汁当茶饮；药渣可继续用滚沸开水冲泡当茶饮，可用少量蔗糖调味。每日1剂。适用于酒精性肝病（炎）伴有转氨酶升高、轻度黄疸的患者。

（4）**赤芍茵陈葛根汤（饮）** 取赤芍10克，粉葛10克，茵陈10克，加水500克煎沸半小时，取汁加蔗糖少许调味后饮用；药渣可继续用滚沸开水冲泡当茶饮。每日1剂。适用于酒精性肝病（炎）伴转氨酶升高、轻度黄疸、轻度气滞血瘀、面色晦暗的病人。

（5）**莱菔子葛根汤（饮）** 取莱菔子、葛根各10克，加水500克煎沸半小时，取汁加蔗糖少许调味后饮用。药渣可继续用滚沸开水冲泡当茶饮。每日1剂。适用于酒精性肝病（炎）伴食欲不振、消化不良、腹胀不适或伴有轻度感冒的患者。

（6）**赤芍葱豆汤（饮）** 取赤芍10克，葱白头10个，淡豆豉5克，加水500克，煎沸半小时，取汁加蔗糖少许调味后饮服。药渣可继续用滚沸开水冲泡当茶饮。每日1剂。适用于当餐（日）或近日饮酒过量、酒醉伤肝引起明显胃肠（脘）不适、胁肋疼痛的患者。每日1剂，可连服5～10天，同时应戒酒1个月以上，以利肝脏康复。

（7）**人乳黄酒** 取人乳100～200克、黄酒（20克），温热混匀饮服。每日1次。亦可用牛奶代人乳。适用于嗜酒成性（酒瘾）的酒精性肝病患者。

2.常用中成药

（1）**乙肝清热解毒颗粒（胶囊、片）** 其药物组成为虎杖、白花蛇舌草、野菊花、北豆根、拳参、茵陈、土茯苓、白茅根、茜草、蚕沙、淫羊藿、橘红、甘草。有清肝利胆、解毒的功能。临床应用于包括酒精性肝炎在内的肝病患者，如病毒性肝炎、药物性肝炎、胆道感染、胆囊炎等因湿热蕴结肝胆、失于疏泄所致的右胁肋疼痛、口干口苦、恶心纳差、小便黄、大便干、疲乏无力、舌红苔黄腻、脉弦滑数的患者，或伴有黄疸者。颗粒剂，一次2袋（2×10克），一日

3次；或胶囊剂（0.4克/粒），一次6粒，一日3次；或片剂（0.3克/片），一次4～8片，一日3次。均温开水送服。

本品药性苦寒，脾胃虚寒者慎用，寒湿阴黄者忌用；肝郁气滞、瘀血停着、肝阴不足所致胁痛者不宜应用；孕妇慎用；服药期间饮食宜选清淡、易消化之品，忌食辛辣、油腻，并戒烟酒；慢性肝炎非活动期小便不黄、大便不干者不宜服用；体质虚弱者不可过量服用或久用。

（2）**复方益肝灵片** 其药物组成为水飞蓟素、五仁醇浸膏。它具有益肝滋肾、解毒祛湿的功能。可用于酒精性肝病（炎）症见肝肾阴虚所致的胁痛、腹胀、口苦纳差、腰酸乏力、尿黄、舌苔厚腻、脉沉细的患者。饭后一次口服4片（每片含水飞蓟素以水飞蓟宾计21毫克），一日3次。疗程遵医嘱。

（3）**护肝片（颗粒、胶囊）** 其药物组成为柴胡、茵陈、板蓝根、猪胆粉、绿豆、五味子。它具有疏肝理气、健胃消食的功能。可用于酒精性肝病（炎）伴转氨酶升高，症见因肝郁气滞、肝失疏泄所致的胸膈痞满、两胁胀痛或窜痛，脉弦、舌质暗滞的患者，慢性肝炎、早期肝硬化、胆囊炎见上述症候者。成人口服薄膜衣片剂一次4片（0.36克/片），一日3次。颗粒、胶囊剂遵医嘱用。

（4）**双虎清肝颗粒** 其药物组成为虎杖、金银花、白花蛇舌草、蒲公英、野菊花、紫花地丁、瓜蒌、法半夏、黄连、枳实（麸炒）、丹参、甘草。它具有清热利湿、化痰宽中、理气活血的功能。可用于酒精性肝病等因湿热内蕴所致的胃脘痞闷、口干不欲饮、恶心厌油、食少纳差、胁肋隐痛、腹部胀满、大便黏滞不爽或臭秽，或身目发黄、舌质暗、舌边红、舌苔厚腻或腻、脉弦滑或弦数的患者。成人一次开水冲服2袋（12克/袋），一日2次或遵医嘱。

（5）**利肝隆颗粒（片）** 其药物组成为郁金、板蓝根、茵陈、黄芪、当归、刺五加、五味子、甘草。它具有疏肝解郁、清热解毒、益气养血的功能。可用于酒精性肝病因肝郁湿热、气血两虚所致的两胁胀痛或隐隐作痛，且劳累后加重，卧床休息可以缓解，体倦乏力、尿黄、甚则身目发黄的患者。成人一次温开水冲服10克，或温开水送服5片，均一日3次。或遵医嘱用。

（6）**其他** 用于酒精性肝病（炎）所致"酒积"胁痛的中成药尚可选用：益肝灵胶囊（片）、肝复康片、肝苏颗粒（片）、五脂胶囊（片）等，按药品说明书或遵医嘱用。

五、酒精性肝病（炎）药膳调养

葛芪豆腐菜汤

主料 粉葛3～15克，北黄芪20克，豆腐300克，莴笋叶150克。
辅料 蔗糖适量，鲜汤500克。

烹饪与服法 粉葛、北黄芪用纱布包好，豆腐切成小块，莴笋叶洗净切成短节（后下），共入滚沸的鲜汤中，煮沸半小时后，弃纱布袋，加糖调味后空腹热食。每日1剂，10天为1个疗程。

功效 解酒除烦，提高机体免疫力；葛根含黄酮、葛根素（黄豆苷元），有改善心、脑及肝脏功能的作用；对酒醉者有解表散酒气之效。

适用人群 酒精性肝病（炎）等肝病患者。

百变搭配 生菜、小白菜等可代替莴笋叶，若酒醉明显时，可配用淡豆豉、葱白各10克，可增强散酒气之效。适当盖好被子，但要防止大汗淋漓。

葛芪鸡肫汤

主料 葛根10克，北黄芪10克，鸡肫1个。

辅料 蜂蜜或蔗糖适量。

烹饪与服法 将净葛根和北黄芪去杂质。装入纱布袋中，扎紧袋口；鸡肫洗净、切片，共入砂锅中，加水500克，小火煮沸半小时，用蜂蜜或蔗糖调味后，空腹吃鸡肫，饮热汤汁送服。取纱布袋置茶缸中，另加滚开水冲泡当茶饮。每日1剂，可常服。

功效 保肝解酒，健胃补气，扶正解表。

适用人群 酒精性肝病（炎）、体虚感冒初起患者伴胃肠功能低下者。

百变搭配 食欲不振者可配用麦芽、稻芽各10克置纱布袋中同煎，或鸡内金1个（5～10克）研末，用温汤送服。鸭、鹅肫可代鸡肫。

葛花香鱼汤

主料 葛花5～8克，香菜5克，鲫鱼1尾（约200～250克）。

辅料 泡姜末5～10克，泡辣椒末5克，盐2克，葱白头10个，葛粉5克，花生油10克，鲜汤末（骨肉汤）500克。

烹饪与服法 鲫鱼去鳃、鳞和内脏，洗净待用；泡姜、泡辣椒末及葱白头放在五成热的油锅中炒香，放鲫鱼略煎两面后，注入鲜汤，放入净葛花小火煎沸30分钟，放入洗净并切成寸段的香菜再煮沸2分钟，加盐调味，加湿葛粉勾成薄芡即成。空腹热食。15天为1个疗程。

功效 保肝健脾，解酒祛毒。

适用人群 酒精性肝病（炎）患者。

百变搭配 鲳鱼、鳙鱼、草鱼可代替鲫鱼。

酸菜鱼头葛粉

主料 草鱼头1个（约500克），泡酸菜100克，葛粉10克。

辅料　泡仔姜30克，姜片10克，葱白头10个，醪糟10克，野山花椒5克，独蒜头10个，胡椒粉、味精各1克，盐3克，香油10克，化猪油10克，鲜汤500克。

烹饪与服法　将草鱼头去鳃、鳞，洗净并在颔面纵划数刀，加盐、醪糟浸渍码味去腥10分钟；野山花椒、泡仔姜分别剁成碎末，泡酸菜切成寸半段，独蒜去皮、洗净，取5个捶成蓉泥。将化猪油在锅中烧至五成热时，下野山花椒、泡仔姜、姜片、独蒜、葱白头、泡酸菜炒香，掺入鲜汤烧沸，放入鱼头煮沸20分钟，加胡椒粉、味精推匀，用湿葛粉勾成薄芡；随配用香油、蒜蓉泥和少许味精调成的味碟供蘸食。

功效　保肝健脑，开胃健脾，解酒祛毒。

适用人群　酒精性肝病（炎）、肝性脑病患者，老年体虚及考生和精神压力大者。

百变搭配　泡酸萝卜可代替泡酸菜；鳙鱼头、鲫鱼等可代替草鱼头。

葛芪龙胆解毒粥

主料　葛根10克，黄芪20克，龙胆5克，黄芩3克，栀子（炒）5克，车前子（盐炒）3克，泽泻3克，木通3克，当归6克，地黄5克，柴胡5克，炙甘草3克，粳米50克。

辅料　蜂蜜或蔗糖适量。

烹饪与服法　将12味中药洗去浮尘，装于纱布袋中，扎紧袋口，粳米淘洗干净后共入砂锅里，注入清水800克，小火熬成稠粥，取出纱布药（可另加水500克煎沸当茶饮），将粥用蜂蜜或蔗糖调味后，空腹热食。每2日1剂，2周为1个疗程。

功效　清肝胆，利湿热，解酒毒，扶正气。

适用人群　酒精性肝病（炎）及伴有眩晕头痛、胁痛、外感风热、带下阴痒等患者。

菊花蜜（饮）

主料　杭白菊10克。

辅料　蜂蜜10克。

烹饪与服法　将杭白菊加水500克，煎沸15分钟后用蜂蜜调味饮服。饮毕后尚可用滚开水100～200克冲泡1～2次饮用。每日1剂，可常服。

功效　解酒毒，去头风，治胁痛。

适用人群　酒精性肝病患者，头风胁痛者。

百变搭配　甘蔗汁、蔗糖可代替蜂蜜。

绿豆芡实骨头汤

主料　绿豆50克，芡实20克，猪骨300克。

辅料　盐适量。

烹饪与服法　将绿豆、芡实分别淘洗干净，与洗净、剁成小节的猪骨用小火炖沸1小时。空腹热食，用盐调味。每日1次，可常食。

功效　解毒，祛湿，扶正。

适用人群　酒精性肝病（炎）患者。

百变搭配　薏苡仁可代替芡实。

荷叶芡实苡仁粥

主料　猪骨300克，荷叶（鲜品）50克，芡实20克，薏苡仁50克，粳米50克。

辅料　盐2克。

烹饪与服法　鲜荷叶洗净，切成碎末；芡实、薏苡仁、粳米分别淘洗干净；猪骨洗净，剁切成小节。共入砂锅内，加清水800克，中火烧沸后改小火炖成稠粥（至骨酥肉烂），加盐调味即成。空腹热食。每日1剂，可常食。

功效　清热除湿，降脂祛瘀，扶正解酒。

适用人群　酒精性肝病、肝内胆汁淤积者。

百变搭配　荷叶干品15克布包共煮或煎汁，可代替鲜荷叶50克。

萝卜香菇苡仁粥

主料　猪骨300克，白萝卜200克，香菇200克，粳米80克，薏苡仁20克。

辅料　蔗糖或蜂蜜适量。

烹饪与服法　白萝卜、香菇分别洗净，切成丁；粳米、薏苡仁分别淘洗干净后与洗净、剁切成小节的猪骨共入锅内，加水800克，中火烧沸后，改为小火炖至骨酥粥熟，加糖或蜂蜜调味。空腹热食。每日1剂，可常服。

功效　保肝健脾，除湿解毒。

适用人群　酒精性肝病、肝内胆汁淤积、脂肪肝等肝病患者，慢性胃肠疾病患者。

百变搭配　胡萝卜可代替白萝卜，草菇可代替香菇；可配用芡实。

葛根香菇芡实粥

主料　猪骨300克，葛根10克，香菇200克，芡实50克，粳米50克。

辅料　蔗糖或蜂蜜适量。

烹饪与服法　芡实、粳米分别淘洗干净；葛根洗去浮尘用纱布包好；香菇洗净、切丁。共入砂锅里，加入洗净、剁成小节的猪骨，注入清水800克，中火烧沸后改为小火，炖熬至骨酥粥稠，加糖或蜂蜜调味。空腹热食。每日1剂，可常食。

功效 解酒保肝，除湿祛毒。

适用人群 酒精性肝病（炎）、肝内胆汁淤积者。

百变搭配 可配用薏苡仁20克。草菇可代替香菇。

六、酒精性肝病（炎）饮食原则

（1）**饮酒量** 中国健康成年男性一天饮用纯酒精量不超过25克（相当于烈性白酒1小杯），女性不超过15克（相当于烈性白酒半小杯）。饮酒前宜吃些下酒菜或酒后即刻饮用汤汁、饮料可延缓酒精吸收，减轻酒精对胃肠黏膜的直接损伤，有利于保护肝脏。对于盛情难却的喜庆酒宴，必要时可在就席前半小时内冲服1～2袋（1.5～3.0克）胃肠黏膜保护药，如双八面体蒙脱石粉（思密达、必奇）、果胶铋等，保护胃肠黏膜，并可吸收约40%的乙醇。

（2）**酒类选择** 提倡饮低度酒、果酒（葡萄酒等），少饮或不饮烈性白酒。

（3）**下酒菜小常识** 如何选择让赴宴、就餐者吃得舒服开心又不伤身的下酒菜吃呢？以下"三宜四忌"供参考。

① 一宜糖（甜）味下酒菜。放糖的下酒菜如糖醋鱼、糖醋排骨、果脯、蜜饯等有保肝护肝之效，做几款放糖的菜肴，可减轻乙醇被吸收入血、进入肝脏代谢、分解转化等负担。

② 二宜富含蛋白质的下酒菜。酒类会影响人体新陈代谢，诱发蛋白质低下，影响机体免疫功能，因此富含蛋白质（瘦肉、蛋清、豆类制品、花生、鱼类）的菜肴才是酒宴佳品。

③ 三宜碱性菜肴。上述鸡鸭鱼肉等蛋白质甜味菜肴多属酸性食品，为保持体内酸碱平衡（人体血液pH值约7.35～7.45，偏碱性），避免酸性体质和亚健康状态，须增加蔬菜、瓜果、豆类、蘑菇（蕈）、莲藕、菱角肉等碱性菜肴，注意荤素搭配、粗细兼食、酸碱平衡的膳食方式，才能保障酒宴既尽兴又不伤身。

④ 一忌（或限量）熏腌腊制食品。因含相对较多的可能致癌的亚硝胺和色素，且又易与酒精起反应，不仅伤肝，而且损害口腔、食管（咽喉）、胃肠黏膜，还有可能诱发多种癌症。

⑤ 二忌（或限量）烧烤食品。在炭火上烧烤的食品，其蛋白质不仅吸收利用率低下，同时还可能产生致癌物质苯并芘；肉类中的核酸在高温烧烤时尚可分解产生基因突变物质，也可能致癌。长期嗜酒成性或饮酒过多过量而使血中铅等重金属含量增高（甚至超标、中毒）时，烧烤食品中上述物质与其结合，容易诱发食管癌、胃癌、大肠癌等消化道肿瘤和肝癌。现代科学实验已就其致癌机制做出了解释。

a. 酒精是一种有机溶剂，它能使消化道血管扩张，并溶解消化道黏膜表面黏液蛋白，使致癌物质极易被人体吸收（入血到靶器官）。

b. 酒精能降低肝脏的解毒功能，促使致癌物质活性增强（发生作用）。

c. 长期过量饮酒可抑制或影响人体的免疫功能，使致癌物质活化（故提倡适量适当适度饮酒，禁止酗酒和嗜酒成性）。

d. 烧烤食品致癌性大小与摄入量相关，建议每周不超过2次，每次不超过100克，而且要烧烤至酥脆即止，避免焦煳。

⑥ 三忌或限量凉粉。凉粉含有白矾（明矾）、色素，白矾能减缓胃肠蠕动，延长酒精和毒性物质在胃肠中滞留时间，促进并增加其吸收入血总量，延长在血中停留时间，容易醉酒，危害健康；含色素的凉粉危害性更大。

⑦ 四忌或限量含胡萝卜素丰富的食品。富含胡萝卜素的食品有胡萝卜、冬寒菜（冬苋菜）、豆瓣菜（西洋菜、水田芥）、白沙蒿、白薯叶、刺儿菜等多种野菜，单吃对身体有益，下酒则危害健康，因为胡萝卜素与酒精在肝脏酶作用下会生成有毒物质。

（4）酒精性肝病患者须戒酒　对于已经是酒精性肝病的患者，各类酒品均应永远禁止。及时戒酒可使病死率明显下降，戒酒后几周至几月内临床和病理可明显改善；伴有凝血酶原活动度降低或腹水时，病程可有反复，但仍有缓解者。对仅有酒精性脂肪肝而无肝细胞坏死者疗效显著，戒酒后的脂肪肝有可能在数周至数月内消失。戒酒对轻微肝纤维化可阻止其进展，门脉高压可以下降；但对酒精性肝病重症及已发展为肝硬化者，戒酒难以逆转进一步恶化。因此，对酒精性肝病应重在预防，提倡前述的科学饮食和适量适当适度饮酒，做好"三宜四忌"，做到早发现、早诊断、早治疗。

七、酒精性肝病（炎）食疗食谱

普洱茶

主料　普洱茶6～9克。

辅料　蔗糖汁20克（由蔗糖5～10克加水5～10克配制而成）。

烹饪与服法　醒酒解酒时，取茶加水煮沸，或用开水冲服，随意饮用，可用蔗糖汁调味。

功效　消肉食，清热化痰，生津止渴，醒酒解酒。

适用人群　饮酒过度烦渴、肉食积滞、酒精性肝病等患者。

百变搭配　其他发酵茶如沱茶、红茶等可代替普洱茶。甘蔗50克洗净、切丁后取汁可代替蔗糖汁。

青果酸梅汤

主料　青果（又名橄榄）60克（连核鲜品），酸梅10克（鲜品1～2个）。

辅料　白砂糖适量。

烹饪与服法　取鲜品青果、酸梅分别洗净，稍捣烂，加水500克煎沸15分钟，去核服用。服前可加糖调味。每日1剂。

功效　清热解毒，生津止渴，解酒毒。

适用人群　酒毒烦渴、酒精性肝病、脂肪肝、急性咽炎、扁桃体炎、咳嗽痰稠者。

荸荠汁（包、饺）

主料　荸荠200克。

辅料　蔗糖5克，面皮10张。

烹饪与服法　荸荠洗净、去皮，置榨汁机榨汁饮服，每日1次。取汁后的残渣与蔗糖拌匀成馅泥，取面皮包成包子或饺子，蒸熟后食用，可当三餐的一种主食。荸荠皮煎汤可当茶饮。

功效　荸荠性味甘寒，含粗蛋白、脂肪、钙、磷、铁、维生素C等；所含荸荠素尚对金黄色葡萄球菌、大肠杆菌和铜绿假单胞菌呈抑制作用。中医认为有凉血、利尿、解毒之效以及"开胃下食""治酒客肺胃湿热，声音不清"等论述。

适用人群　酒精性肝炎患者，小儿麻疹及暑热天气中暑患者的辅助治疗。

百变搭配　配用红萝卜或胡萝卜200克，可增强清热解毒、养阴生津之效。

萝卜荸荠汁

主料　萝卜200克，荸荠200克。

辅料　白糖5克。

烹饪与服法　萝卜洗净，切成小丁；荸荠洗净，切成片，共置榨汁机中榨汁，加糖调味后饮用。每日1剂。

功效　消积化食，生津止渴，清热解毒。

适用人群　酒精性肝炎患者解渴用饮料。

百变搭配　取汁后的残渣与用盐3克、淀粉5克拌匀上浆后的猪肝片100克炒熟食用，名曰萝卜荸荠肝片。荸荠皮加水煎汤可当茶饮。

杨梅荸荠汁（饮）

主料　杨梅100克，荸荠200克。

辅料　蔗糖5克。

烹饪与服法　将杨梅、荸荠分别洗净、切碎，置榨汁机中榨汁饮用；残渣加水煎汤或沸水冲泡后用糖调味，当茶饮。

功效 生津止渴，清热解毒。

适用人群 酒精性肝炎患者及热证口渴者。

百变搭配 多吃菜，有利于降脂、解酒毒。

淡豉葱白豆腐汤

主料 豆腐100克，淡豆豉12克，葱白15克。

辅料 盐3克，鲜汤300克，花生油10克。

烹饪与服法 豆腐洗净后切成2～4小块，放在油烧至七成热的锅中略煎一下，注入鲜汤，加入淡豆豉，中火煮沸5分钟后，加入洗净、切碎的葱白和盐，滚沸后即可趁热细嚼慢咽服用。每日1剂。

功效 抗感冒，解酒毒。

适用人群 酒精性肝炎伴有外感风寒者。

百变搭配 不用盐，可用白糖或甘蔗汁。

萝卜甘蔗汁（饮）

主料 萝卜300克，甘蔗100克。

辅料 独蒜1个。

烹饪与服法 将萝卜、甘蔗、独蒜（去皮）分别洗净、切丁，置榨汁机中榨汁饮用。每日1剂（次）。残渣煎汤可当茶饮。

功效 消食积，解酒毒，降血脂，化浊。

适用人群 酒精性肝炎伴血脂升高者。

百变搭配 胡萝卜可代替白萝卜。

红枣沱茶饮

主料 重庆沱茶10克，小红枣5～10枚。

辅料 甘蔗50克。

烹饪与服法 甘蔗洗净后切丁，置榨汁机中榨汁，空腹饮用；甘蔗渣与重庆沱茶、小红枣煎汤饮用，食枣肉。每日1剂。

功效 解酒，降脂，排毒，护肝，利尿。

适用人群 酒精性肝炎、脂肪肝患者。

百变搭配 大红枣2枚可代替小红枣5～10枚。

胡萝卜菊花饮

主料 胡萝卜200克，菊花10克。

辅料 甘蔗汁或蔗糖适量。

烹饪与服法　胡萝卜洗净，切薄片，与菊花共入锅内，加水约500克，共煮至酥烂时用甘蔗汁或白糖调味。饮汤吃胡萝卜，菊花亦可嚼服。每日1剂。

功效　滋肝养血，清热明目，解酒利尿。

适用人群　酒精性肝炎、脂肪肝患者。

百变搭配　白萝卜可代替胡萝卜。

草莓山楂汁

主料　草莓100克，鲜山楂100克。

辅料　甘蔗汁或蔗糖适量。

烹饪与服法　将草莓、鲜山楂分别洗净、切丁，置榨汁机中榨汁，用甘蔗汁或蔗糖调味后饮用；残渣加水煎汤，用糖调味后当茶饮。每日1剂。

功效　消食化积，解酒降脂，利尿解毒。

适用人群　酒精性肝炎、脂肪肝患者。

百变搭配　干品山楂20～30克可代替鲜山楂100克，煎汤与草莓同服。

酸梅萝卜汁

主料　酸梅200克，白萝卜200克。

辅料　甘蔗汁或蔗糖适量。

烹饪与服法　酸梅洗净、去核；萝卜洗净，切丁，共入榨汁机中榨汁，加甘蔗汁或糖调味后饮服；残渣加水煎汤，用糖调味后当茶饮。每日1剂。

功效　解酒软坚，行气消积，生津解渴。

适用人群　酒精性肝炎、脂肪肝及消化不良患者。

百变搭配　干品酸梅50克煎汤可代替200克鲜品；胡萝卜可代替白萝卜。

西瓜大蒜汁

主料　西瓜200克，大蒜20克。

辅料　蔗糖适量。

烹饪与服法　洗净的西瓜连皮切成小丁，与去皮洗净的大蒜瓣共置榨汁机中榨汁，加蔗糖调味后空腹饮用；残渣加水煎汤，加糖调味后当茶饮。每日1剂。

功效　清热解毒，利尿消肿，解酒，降脂。

适用人群　酒精性肝炎、脂肪肝、肝硬化腹水及肾炎水肿患者。

百变搭配　洋葱、薤白可代替大蒜。

山楂蜂蜜饮

主料　山楂片20克（干品）。

辅料 蜂蜜20克。

烹饪与服法 山楂加水500克煎汤，用蜂蜜调味饮服；或用沸水冲服当茶饮。每日1剂。

功效 降脂消食，解酒利尿。

适用人群 酒精性肝炎、脂肪肝患者，消化不良及食积患者。

百变搭配 宜同食鲜蔬菜肴，促进胃肠蠕动、排毒。

香菇木耳菜汤

主料 猪骨200克，香菇200克，水发木耳50克，木耳菜（江南菜、豆腐菜）150克。

辅料 姜末、葱末各3克，盐3克，芝麻油5克。

烹饪与服法 将香菇去根蒂；水发木耳、木耳菜分别洗净；猪骨洗净，剁切成寸半小节。将备好的猪骨、香菇放入锅内，加清水800克，小火炖至骨酥肉烂时，放入水发木耳和木耳菜，煮沸5分钟，加盐、姜末、葱末调味，盛于碗中，滴入芝麻油，空腹热食。每日1剂。

功效 养肝护肝，降脂解酒，保健强身。

适用人群 酒精性肝炎、脂肪肝患者。

百变搭配 生菜、莴笋叶、番茄等可代替木耳菜。

茅根甘蔗汁（饮）

主料 鲜茅根50～120克（干品20克），川产甘蔗（竹蔗）200克。

辅料 鲜麦芽10克。

烹饪与服法 将鲜茅根、鲜甘蔗、鲜麦芽分别洗净、切碎，置入榨汁机中榨汁饮食；残渣或干品（切碎）宜煎汤当茶饮。每日1剂。

功效 消食积，解酒毒，降血脂，去虚热。

适用人群 酒精性肝炎、虚热烦渴者。

百变搭配 鲜稻芽可代替麦芽。如伴肾炎，选用蔗尾为好，即竹蔗段有叶包裹的部分。

甘蔗苡仁冬瓜汤

主料 川产甘蔗200克，薏苡仁、冬瓜各50克。

辅料 鲜汤（骨肉汤）500克。

烹饪与服法 甘蔗洗净，剁切成小丁；冬瓜洗净后亦切成小丁，共置榨汁机中榨汁，空腹饮用。残渣用纱布包好，与择洗干净的薏苡仁加鲜汤共熬成粥，弃残渣后空腹热食。每日1剂。

功效　清热解暑，健脾利尿，护肝解酒。

适用人群　酒精性肝炎患者，暑热烦渴者。

海带绿豆炖猪骨

主料　水发海带100克，绿豆100克，猪骨500克。

辅料　甘蔗汁20克或蔗糖5克。

烹饪与服法　水发海带洗净，切成小块，绿豆淘洗干净，猪骨洗净，剁成寸半短节，共入锅中，用水500克小火炖至骨酥、海带酥软，加甘蔗汁或蔗糖调味。空腹食用，可常食。

功效　消热，软坚，解酒毒，护肝脏。

适用人群　酒精性肝炎及暑热保健者。

百变搭配　可配用香菇100克以增强保肝之效。

青果炖螺肉

主料　青果10枚，田螺肉100克。

辅料　甘蔗汁20克或蔗糖5克，鲜汤500克。

烹饪与服法　青果洗净、去核；螺肉洗净，切片，加鲜汤用小火炖至酥烂后用甘蔗汁或蔗糖调味。空腹热食。每日1剂。

功效　解酒毒，护肝脏，除烦止渴。

适用人群　肝性脑病、酒精性肝炎患者，咽喉肿痛及暑热烦渴者。

百变搭配　海螺肉可代替田螺肉，蚌肉亦可代替田螺肉；配用香菇100克，其效更佳。

青果香菇骨头汤

主料　青果10枚，香菇、猪骨各200克。

辅料　甘蔗汁20克或白糖5克。

烹饪与服法　青果洗净、去核；香菇去根蒂、洗净；猪骨洗净，剁切成寸半小节，共入锅内，加清水约500克，用小火炖至骨酥肉烂时，用白糖或甘蔗汁调味。空腹热食。每日1剂。

功效　清热软坚，养肝护肝，解酒毒。

适用人群　酒精性肝炎。

百变搭配　草菇等食用鲜蘑菇可代替香菇。

鸡肫葛粉汁

主料　鸡肫1个，葛粉50克。

辅料 鲜汤 500 克。

烹饪与服法 将鸡肫洗净，切成薄片，用葛粉 5 克拌匀、上浆，放入滚沸的鲜汤中煮熟；剩余的葛粉用水湿润，调入锅中煮沸 2 分钟即成。空腹热食。每日 1 剂。

功效 消酒积，健脾胃，护肝脏。

适用人群 酒精性肝炎患者。

百变搭配 鸭肫、鹅肫可代替鸡肫。

香菇蚌肉炖猪骨

主料 香菇 200 克，蚌肉 100 克，猪骨 500 克。

辅料 甘蔗汁或蔗糖适量。

烹饪与服法 香菇去根蒂洗净，掰成小朵；蚌肉洗净，切薄片；猪骨洗净，剁切成寸段，共入锅内，小火炖至骨酥肉烂时，用甘蔗汁或蔗糖调味即成。空腹热食。每日 1 剂。

功效 养肝护肝，解酒去毒，健体强身。

适用人群 酒精性肝炎、肝病患者。

百变搭配 草菇等食用鲜菇可代替香菇。

柠檬汁（饮、粥）

主料 柠檬 1 个，糯米 50 ～ 100 克。

辅料 蔗糖适量。

烹饪与服法 取鲜柠檬 1 个，洗净，切片，置榨汁机中榨汁饮用，每日 1 次，饮汁后温开水含漱咽下，以免牙龈酸化受损。取汁后的残渣用纱布包好，与淘洗干净的糯米加水 500 克共煮为稠粥，加糖调味。空腹热食。每日 1 次，10 天为 1 个疗程。

功效 健胃，解酒，降脂，软坚。

适用人群 酒精性肝病（炎）、脂肪肝、肝内胆汁淤积等患者。

百变搭配 柠檬饮片干品 20 克煎汤与鲜品 1 个柠檬相当。熬粥在出锅前 5 分钟加入洗净、切碎的鲜嫩菜叶（生菜、小白菜等），其效更好。

胡萝卜荸荠粥（汁）

主料 胡萝卜 200 克，荸荠 100 克，糯米 50 克。

辅料 蔗糖适量。

烹饪与服法 荸荠去根蒂和芽，洗净后切片，置榨汁机中榨汁饮用；荸荠残渣（可用纱布包好或不包）与洗净、切碎的胡萝卜和淘洗干净的糯米加水 500 克共煮为稠粥，用糖调味后空腹热食。每日1次，10天为1个疗程。

功效　清热解毒，养阴生津，解酒柔肝。

适用人群　酒精性肝病（炎）、肝内胆汁淤积、脂肪肝患者。

百变搭配　白萝卜可代替胡萝卜，健胃消食、除湿利尿作用较强。煮熟荸荠残渣可食用。

青果萝卜骨头汤

主料　青果（橄榄）50克，萝卜200克，猪骨300克。

辅料　食盐2.5克或蔗糖5克。

烹饪与服法　将洗净的青果去核，萝卜切片，猪骨剁切成小块，共入砂锅，加水800克，用小火熬至骨酥肉烂时，用盐或糖调味。空腹热食。每日1剂，10天为1个疗程。

功效　清热解毒，消食化积，散瘀止痛。

适用人群　酒精性肝病、脂肪肝、肝内胆汁淤积伴肝气郁滞致两胁作痛、饮食积滞患者。

百变搭配　胡萝卜含胡萝卜素（维生素A前体）及维生素C比白萝卜更丰富，可代替白萝卜熬汤，抗氧化及清除肝及大脑中自由基的作用更强，养护肝、脑的效果更好。

豆腐鲜鱼汤

主料　豆腐1块（约400～500克），鲫鱼1尾（约300克）。

辅料　葱白头（带根须）10节，生姜15克，鲜汤500克，食盐2.5克，味精、胡椒粉各1克。

烹饪与服法　豆腐洗净，切成小块；鲫鱼去鳞、鳃及内脏，洗净；葱白头洗净，生姜洗净、拍酥，共入砂锅，注入鲜汤，中火炖至鲫鱼散刺时，去鱼骨和刺，调入盐、味精和胡椒粉即成。空腹热食。每日1剂。可常食。

功效　豆腐清热、润燥、生津、解毒、补中、宽肠、降浊，鲫鱼温中下气、利水消肿，二者合用，生津解毒、温中消痹。

适用人群　酒精性肝病（炎）、脂肪肝、肝内胆汁淤积等患者。

百变搭配　鳙鱼、青鱼及海鱼等可代替鲫鱼。

葱豆香菇粥

主料　葱白10克，淡豆豉10克，香菇200克，糯米50～100克。

辅料　蔗糖适量，鲜汤（骨头汤、鱼汤）800克。

烹饪与服法　葱白洗净、切碎（出锅前10分钟放入）；淡豆豉去杂质；香菇去根蒂，洗净，切碎；糯米淘洗干净；共入砂锅内加鲜汤熬成稠粥，加糖调味后空腹热食。每日1剂。

功效　解酒保肝，解表健胃。

适用人群　酒精性肝病（炎）、酒醉患者。

百变搭配　粳米可代替糯米。

萝卜丝鲫鱼汤（羹）

主料　鲫鱼约500克（2～3尾），白萝卜400克。

辅料　姜片10克，葱节15克，醪糟25克，盐3～5克，胡椒粉、味精各1克，鸡油（化猪油）、熟油各适量，水淀粉30克，奶汤（鲜汤）750克。

烹饪与服法　鲫鱼去鳃、鳞和内脏，洗净，用盐1～2克和醪糟拌匀、浸渍12分钟；萝卜洗净，切成细长丝，待用。熟油在锅内达七成热时，将鲫鱼炸至浅黄、紧皮时捞出，滗去油。另下化猪油少许热至五六成热时，下姜、葱炒香，放萝卜丝，掺入奶汤（鲜汤），放入鱼、盐2～3克、胡椒粉1克煮沸，改用小火煨至鱼熟、萝卜丝酥软时，下水淀粉勾薄芡，加味精，放少许鸡油推匀，起锅装盘即成。趁热空腹热食。每日1剂，可常食。汤鲜色白，肉质细嫩。

功效　保肝健脾，化食除湿，软坚消瘿，生津解酒。

适用人群　酒精性肝炎（病）、脂肪肝、肝内胆汁淤积等肝病患者。

百变搭配　鳙鱼、青鱼、鲳鱼等淡水鱼及海鱼均可代替鲫鱼；白萝卜与红萝卜、胡萝卜可交替烹饪；香油可代替鸡油。

鸽蛋裙边

主料　甲鱼（鳖）裙边300克，鸽蛋10个。

辅料　醪糟15克，姜片5克，马耳朵形葱节10克，蒜片5克，盐3～5克，酱油3克，糖色15克，胡椒粉、味精各1克，肉汤350克，水淀粉15克，香油10克，化猪油适量。

烹饪与服法　甲鱼（鳖）裙边洗净，切成菱形块，入沸水锅中焯一下，沥干待用。鸽蛋磕破入抹油的汤匙内，放蒸笼（锅）内蒸熟、定型待用。将葱节、姜片、蒜片放在四五成热的化猪油锅中炒香，掺入肉汤，加入裙边、醪糟（酒酿）、盐、糖色、酱油、胡椒粉烧沸，打尽浮沫，改用小火烧至裙边熟软入味时，下水淀粉勾芡，加味精、香油推匀，起锅装入盘的中间，四周摆放蒸熟的鸽蛋即成。具有色泽棕红、裙边软糯、鸽蛋细嫩、味美适口的特点。每周1～2剂，空腹分次热食，1个月为1个疗程。

功效　滋补营养，化积软坚，保肝益肾。

适用人群　酒精性肝病（炎）、脂肪肝、肝内胆汁淤积等肝病患者。

泥鳅烧豆腐

主料 泥鳅400克，豆腐300克，油酥黄豆50克。

辅料 醪糟20克，姜片10克，葱节10克，桂皮1克，陈皮1克，葱花5克，盐3～5克，胡椒粉、味精各1克，香油5克，肉汤400克，水淀粉15克，化猪油适量。

烹饪与服法 活泥鳅宰杀后去内脏，清洗干净，入沸水焯一下，捞出放入高压锅内，加桂皮、陈皮、胡椒粉、盐（1～2克）、醪糟、姜片、葱节、肉汤，置火上约10分钟，待放气后揭盖。豆腐切成长4厘米、宽1厘米的条状，入沸水中焯一下，捞出待用。将化猪油（约5～15克）放入炒锅中至四五成热时，放入姜、葱炒香，倒入泥鳅汤，加入豆腐条，烹入余盐、胡椒粉，烧沸入味后，用水淀粉勾芡，加味精、葱花、香油推匀，起锅装入盘内，撒上油酥黄豆即成。空腹热食或佐餐食用。每日1剂，可常食。

功效 护肝益脾，解酒除湿。

适用人群 酒精性肝病（炎）、肝内胆汁淤积等肝病患者。

百变搭配 鲫鱼、鳙鱼、鲳鱼等可代替泥鳅；配用薤白20克，可增强解毒除湿之效。

豆豉鱼

主料 鲫鱼约500克（3尾），豆豉50克，猪五花肉85克。

辅料 姜末5克，葱花10克，盐3克，醪糟20克，酱油5克，蔗糖5克，芝麻油10克，味精1克，肉汤350克，熟油适量。

烹饪与服法 鲫鱼去鳃、鳞和内脏，洗净，用盐、醪糟拌匀，浸渍10分钟；猪五花肉与豆豉分别剁成碎粒。锅置旺火上，将油烧至七成热时，放入鱼炸至色浅黄、皮紧时捞出、滗干；锅内留余油10～15克，下猪肉粒炒酥，放入豆豉、姜末炒香，掺入肉汤，放入鲫鱼、酱油、蔗糖烧沸后，改用小火至鱼熟入味、汁浓将干时，下味精、葱花、芝麻油推匀，起锅晾凉，改条装盘即成。佐餐食用。可常食。

功效 滋补营养，解酒保肝。

适用人群 酒精性肝病、脂肪肝、肝内胆汁淤积等肝病患者。

百变搭配 鲳鱼、鲤鱼等淡水鱼可代替鲫鱼。

酸萝卜鱼头汤

主料 鳙鱼（花鲢）头500～1000克，泡酸萝卜150～300克，泡酸菜100～200克。

辅料 泡红辣椒50～100克，泡姜50～100克，独蒜头5～10个，花生油

15克，野山花椒10～20克，醪糟10～20克，盐3～6克，味精、胡椒粉各1克，鲜汤（肉汤、骨头汤）500～1000克。

烹饪与服法　鱼头去鳞和鳃，在下颌处划数刀（勿使鱼脑汁流出）；泡酸萝卜、泡酸菜分别切片；泡红辣椒、泡姜、野山花椒分别剁细。油在锅中烧至六成热时放入泡红辣椒末、泡姜末和山花椒末炒出香味，再下泡酸萝卜、泡酸菜略炒，掺入鲜汤，放入鱼头、独蒜（去皮、洗净）、盐、醪糟烧沸，打去浮沫，改为中火烧至鱼头熟透入味、独蒜酥烂时，调入胡椒粉、味精等辅料，盛于鱼钵中即成。空腹热食或佐餐食用。每周3次（剂），可常食。

功效　健脑保肝，补中益气，解酒毒。

适用人群　肝性脑病、酒精性肝病（炎）、肝内胆汁淤积、脂肪肝、神经衰弱者。

百变搭配　可配用豆腐100～200克及葱花5克。

第七章　脂肪肝食疗与用药

一、西医识脂肪肝

肝内脂肪沉积含量超过肝湿重的5%，或光镜下每单位面积含有脂肪滴的肝细胞超过5%时称脂肪肝。

临床按病因分类，脂肪肝可分为酒精性脂肪肝和非酒精性脂肪肝两类。非酒精性脂肪肝多与肥胖、糖尿病、药物（尤其是激素类）、遗传性疾病（如家族性脂肪肝变性及遗传性果糖不耐受症等）、肝病以及饥饿、营养不良、医源性因素、妊娠期激素异常等有关。

多数脂肪肝病人有肥胖（临床表现为"半球形啤酒肚"）、酗酒或长期嗜酒成性（酒瘾）、长期服药、糖尿病、高脂血症等相关因素。约半数患者无症状，部分患者有肝区疼痛、上腹部不适、腹胀、乏力等不适。若出现脂肪性肝炎，可有恶心、呕吐、食欲减退（厌油感明显）、消瘦等症状，极少数病人甚至会出现肝硬化的相应表现。体格检查可发现肝肿大。

实验室检查可见血清丙氨酸转氨酶（ALT）、天冬氨酸转氨酶（AST）、γ-谷氨酰转肽酶（γ-GT）轻度升高。

影像学检查常用的有：①B超检查，是临床诊断脂肪肝的首选方法，对脂肪肝的检出率较CT高；根据B超回声衰减程度，脂肪肝可分为轻、中、重度。②CT扫描，表现为肝脏密度降低，甚至低于脾脏和肝内血管密度；当肝脾比值小于0.9，肝内门静脉或肝静脉显示清楚即可诊断脂肪肝。③磁共振检查（MRI），主要用于局灶性脂肪肝与肝癌的鉴别。④B超引导下肝脏细针穿刺活检，是确诊脂肪肝最特异、最敏感的方法，常用于局灶性脂肪肝与肝癌的鉴别。

脂肪肝的防治要点：①戒酒；②宜进食低脂饮食，忌食或少食用牛、羊、猪油烹饪而成的油腻食品，最好不吃油腻煎炸食品，多食用新鲜蔬菜、水果、山药、白薯、芋头以及燕麦、小米等粗粮制作的饭菜；③伴有肝功能异常者，可给予保肝降酶药物治疗，但服用降脂药物要慎重；④比较公认具有辅助降脂的食物有大蒜（以独头蒜尤佳）、洋葱及各种鲜菜（烹饪菜肴时宜少盐低油），五谷杂粮的芽胚（不提倡吃精米、精面，带有种皮的粮食的营养成分更有利于健康养生）。

二、中医识脂肪肝

中医认为脂肪肝属"肝痹"的范畴。长期嗜食山珍海味、膏粱佳肴、肥甘厚味；或酗酒、嗜酒成瘾（性）者，乃"脂积""酒积"而伤肝，引起高脂血症、脂肪肝。此外，脂肪肝尚有家族性遗传、内分泌紊乱等个体化差异倾向。

脂肪肝的病因病机较为复杂，简述如下。

（1）由"痰瘀阻滞"而伤肝，则宜化浊降脂、活血化瘀、健脾消食，可选用红曲（如血脂康胶囊）等制（方）剂。

（2）由"痰浊阻滞"伤肝，则宜化浊降脂，可选择以山楂为主药的制（方）剂；或化痰降浊、活血化瘀，可给予荷丹片。

（3）由"痰湿阻滞"伤肝，则宜宣通导滞、消痰渗湿，可选用葶苈降血脂片。

（4）由"肝肾不足"伤肝，则宜补肝益肾、养血明目，可选用降脂灵颗粒（片）。

（5）由"脾肾两虚，痰阻血瘀"伤肝，则宜补肾健脾、通下化瘀、清热利湿，可选用桑葛降脂片。

（6）由"痰浊内阻，气血不足"伤肝，则宜消食、降脂、通血脉、益气血，可选用脂脉康胶囊。

（7）由"痰浊挟瘀"伤肝致脂肪肝、高脂血症，则宜化痰降浊、活血化瘀，可选用荷丹片。

（8）由"脾虚湿浊，气虚血瘀"所致脂肪肝，则宜健脾化浊、益气活血，可选用健脾降脂颗粒。

然而，多数脂肪肝病人都有肥胖（"将军啤酒肚"）、酗酒、长期服药、糖尿病、高脂血症等相关慢性内科疾病史，不管中医如何辨证论治，都离不开后述的科学食疗和综合治疗，把好"入口关"至关重要。

三、脂肪肝辅助用西药

（1）多烯磷脂酰胆碱（必需磷脂、易善力、易善复、肝得健） 系复方制剂，其主要成分有必需磷脂（天然的胆碱—磷酸二甘油酸、亚麻酸及油酸），维生素B_1、维生素B_2、维生素B_6、维生素B_{12}、烟酰胺等。静脉注射需缓慢，如需稀释使用，只能以病人静脉血液1：1稀释，不能在注射器内加入其他药物。口服胶囊剂起始剂量1～2粒，每日3次，随饭同服；维持量1次服1～2粒，每天服1～2次，遵医嘱剂量可增加。静脉注射一般每日1支（5毫升），重症可每日静注2～4支（10～20毫升）或遵医嘱。该药用于不同原因引起的脂肪肝、急性或慢性肝炎，包括肝硬化、肝昏迷及继发性肝功能失调。

（2）**门冬氨酸鸟氨酸（雅博司）** 适用于包括脂肪肝在内的急、慢性肝病（各型肝炎、肝硬化、肝炎综合征）引起的血氨升高及肝性脑病。口服颗粒剂一次1袋（每袋重5克，含门冬氨酸鸟氨酸3克），每日服2～3次。溶解在水或饮料中，餐前或餐后服用，注射剂遵医嘱用。

（3）**硫普罗宁（凯西莱）** 主要用于脂肪肝、早期肝硬化、急慢性肝炎、酒精及药物性肝病（炎）和重金属中毒的治疗。尚可降低化疗、放疗的副作用，升高白细胞，并可预防化疗、放疗所致二次肿瘤的发生。通常饭后口服1～2片（每片0.1克），每日3次，连服12周，停药3个月后继续下一个疗程。

（4）**奥拉米特（阿卡明，乳清酸氨咪酰胺）** 它参与体内核糖核酸代谢，可纠正蛋白质、脂肪及葡萄糖的异常代谢，防止肝细胞坏死、纤维化及脂肪肝，并可刺激肝细胞再生，故用于急慢性肝炎、脂肪肝、肝硬化等的治疗。口服一次0.2克，每日3次。不良反应主要为恶心等胃肠道症状，一般在用药过程中可消失。

四、脂肪肝常用中成药

（1）**血脂康胶囊** 其药物组成为红曲，每粒装0.3克。它具有化浊降脂、活血化瘀、健脾消食的功能。临床主要用于高脂血症，并有用于治疗冠心病、高血压、脑梗死、高黏血症、肾病综合征、脂肪肝、2型糖尿病合并高脂血症的报道。症见痰瘀阻滞所致的头晕头重，胸闷发恶，腹胀纳呆，肢体麻木，心悸气短，舌暗红或有瘀斑瘀点，脉弦滑或弦涩。通常口服一次2粒，一日2次，于早、晚饭后服用；轻中度者可仅晚饭后一次服2粒。或遵医嘱。

（2）**荷丹片** 其药物组成为荷叶、丹参、山楂、番泻叶、补骨脂（盐炒）。它有化痰降浊、活血化瘀的功效。临床主要用于高脂血症，亦用于脂肪肝患者。症见形体肥胖，面有油光，头晕头重，心悸气短，胸闷胸痛，肢麻，乏力懒动，口苦口黏，苔白腻，脉弦滑。一般饭前服用3～5片（每片0.73克）糖衣片；或薄膜衣片一次2片；均一日3次。8周为一疗程。

（3）**降脂灵颗粒（片）** 其药物组成为制何首乌、枸杞子、黄精、决明子、山楂。它具有补肝益肾、养血明目的功能。用于肝肾不足的高脂血症。症见头晕、目眩、须发早白；或脂肪肝症见头晕目眩，视物昏花，目涩耳鸣，腰膝酸软，肢体麻木，心烦神疲，舌暗红有裂纹、少苔，脉沉细弦。口服颗粒剂，一次1袋（3克/袋）；或片剂一次5片（糖衣片）；均一日3次。

（4）**山楂精降脂片**　它由山楂精制而成，具有化浊降脂的功能。用于高脂血症、脂肪肝。症见胸闷，肢麻，体胖，乏力，纳呆脘痞，神疲倦怠，苔腻，舌质暗或有瘀斑，脉弦涩。口服一次1～2片，一日3次。

（5）**莳苈降血脂片**　其药物组成为莳苈子、茵陈、泽泻、山楂、黄芩、大黄、木香。它具有宣通导滞、消痰渗湿的功能。用于高脂血症、脂肪肝。症见头晕目眩，四肢沉重，肢麻，胸闷，腹胀，纳呆呕恶，便秘，苔黄或白腻。口服一次2～3片（0.3克/片），一日3次，30天为一个疗程。或遵医嘱。

（6）**血脂灵片**　其药物组成为泽泻、决明子、制何首乌、山楂。它具有化浊降脂、润肠通便的功能。用于高脂血症，脂肪肝。症见体胖，肢麻沉重，头晕头重，耳鸣心悸，腰膝酸软，胸闷胸痛，体困乏力，腹胀，纳呆或恶心，咳吐痰沫，大便干燥，舌苔白腻，脉象濡滑。口服一次4～5片（0.3克/片），一日3次。

（7）**血脂宁丸**　其药物组成为山楂、荷叶、决明子、制何首乌。它具有化浊降脂、润肠通便的功能。用于高脂血症、脂肪肝。症见头重困倦，胸闷肢麻，纳呆脘痞，大便干燥，舌质暗苔白，脉弦涩或弦滑。口服一次2丸（9克/丸），一日2～3次。

（8）**化浊轻身颗粒**　其药物组成为何首乌、龙胆、夏枯草、玄参、陈皮、益母草、黄芪、冬瓜皮。它具有滋补肝肾、清热降浊的功能。可用于肥胖症伴有高血压、糖尿病、脂肪肝、闭经、月经不调；多由肝肾阴虚、痰湿郁结所致。症见头晕目眩，耳鸣耳聋，腰膝酸软，胸中烦闷，痰多，肢麻，口苦咽干，二便不通畅，闭经或月经不调，舌红，苔黄腻，脉弦细或弦滑。开水冲服，一次2.5～5.0克（每袋装2.5克、5.0克），一日2次，饭前服。

此外，尚有丹香清脂颗粒、绞股蓝总苷胶囊、泰脂安胶囊、血滞通胶囊、脂必妥胶囊（片）、脂康颗粒、解毒降脂片、脂必泰胶囊、心安宁片、健脾降脂颗粒、丹田降脂丸、通脉降脂片、桑葛降脂丸、脂脉康胶囊，均有一定辅助降脂效果，可对症参阅其说明书酌情选用，或遵医嘱，或根据其药物组成，对症处方加减剂量（或中药饮片），煎汤服用。

五、脂肪肝药膳调养

山楂普洱茶

主料　山楂20～30克，普洱茶5～10克。

辅料　蔗糖5～10克。

烹饪与服法　首次取主料加水500克煎汤，加糖5克调味，当茶饮；以后用滚沸开水冲泡，随意饮汁。每日1剂。可常饮。

功效　化浊降脂，祛痰除湿，消食健脾。

适用人群 高脂血症、脂肪肝患者，消化不良者。

百变搭配 可配荷叶干品10克，或鲜品50克。

山楂荷叶饮

主料 山楂10～30克，鲜荷叶50～100克。

辅料 蔗糖5～10克。

烹饪与服法 首次取主料加水500克煎汤，加糖5克调味，当茶饮；以后用滚沸开水冲泡，随意饮汁。每日1剂。可常饮。

功效 化浊降脂，除湿祛痰，健胃消食。

适用人群 高脂血症、脂肪肝、消化不良或伴脘腹胀满、胁胀等患者。

百变搭配 脂肪肝伴肝内胆汁淤积者可配用金钱草10克；肝肾不足者可加制何首乌10克。

荷丹荞麦粥

主料 荷叶10克，丹参10克，荞麦100克。

辅料 蔗糖5～10克。

烹饪与服法 将净荷叶（切碎）、丹参（横切薄片）装入纱布袋内，扎紧袋口，与淘洗干净的荞麦共入锅内，加水800～1000克，共熬成稠粥；弃纱布袋。加糖调味后热食。每天1次，可常服。

功效 化浊降脂，清肝利胆，祛瘀健脾。

适用人群 高脂血症、脂肪肝患者。

百变搭配 小米、黑麦、粳米、玉米（压碎，嫩玉米剂量加倍）均可代替荞麦。

荷叶萝卜粥

主料 鲜荷叶50～100克，红皮萝卜200克，粳米100克。

辅料 蔗糖5～10克。

烹饪与服法 鲜荷叶洗净、切碎，装入纱布袋中，扎紧袋口；萝卜洗净、切丁；粳米淘洗干净；共入锅内，加水800～1000克，共熬成稠粥，去荷叶，用糖调味后热食。每天1次，可常服。

功效 化湿降脂，消食祛浊（痰），健脾胃。

适用人群 高脂血症、脂肪肝患者；健康人群可用于解暑热、消渴；糖尿病患者（不用糖调味）等。

百变搭配 五谷杂粮如玉米（压碎）、小米、荞麦、小麦（带皮粗面粉）均可代替粳米；其他各种萝卜可代替红皮萝卜。

山楂胡萝卜山药粥

主料　山楂20克，山药50克，胡萝卜200克，粳米80克。

辅料　蔗糖5～10克。

烹饪与服法　将净山楂装入纱布袋中，扎紧袋口；胡萝卜淘洗干净，切丁；粳米淘洗干净，与净山药片共入锅中，加水1000克，共熬成粥；取出纱布袋（山楂放入茶杯中，加开水冲泡1～2次，当茶饮）；加糖调味后热食。每日1剂，可常服。

功效　化浊降脂，开胃健脾。

适用人群　高脂血症、脂肪肝患者。

百变搭配　各种萝卜可代替胡萝卜。鲜山药200克可代替山药饮片（干品），其效更好。

健脾降脂粥

主料　党参10克，灵芝5克，南山楂15克，丹参10克，泽泻9克，远志5克，粳米100克。

辅料　蔗糖5～10克。

烹饪与服法　将淘洗干净的粳米与装入纱布袋中的6味中药（扎紧袋口）共入锅内，加水1000克，熬成稠粥后取出纱布袋（药渣转入茶缸中，可续加开水冲泡，当茶饮）；加糖调味后热食。每日1剂，可常食；或15天为1个疗程。可连用3个月。

功效　健脾化浊，益气活血。

适用人群　高脂血症、脂肪肝患者。

百变搭配　小米、荞麦、黑麦、玉米（压碎）可代替粳米。

血脂宁粥

主料　山楂、荷叶各10克，决明子9克，制何首乌12克，粳米100克。

辅料　蔗糖5～10克。

烹饪与服法　将上述4味中药主料装入纱布袋中，扎紧袋口后，与淘洗干净的粳米共入锅内，加水800克，共熬成稠粥。取出纱布袋（药渣转入茶盅内，可续加开水冲泡，当茶饮），加糖调味后热食。每日1剂，15天为1个疗程。

功效　化浊降脂，润肠通便。

适用人群　脂肪肝、高脂血症患者，症见痰浊阻滞所致的头重体困、胸闷肢麻、纳呆脘痞、大便干燥、舌质暗苔白、脉弦涩或弦滑。

百变搭配　小米、糯米、荞麦、玉米（压碎）、黑麦等五谷杂粮可代替粳米。

麦芽红曲粥

主料 麦芽20克，红曲0.5克，粳米100克。

辅料 蔗糖5～10克。

烹饪与服法 将麦芽、红曲分别打成细粉；粳米加水800克，熬成稠粥时加麦芽粉、红曲粉和糖，搅匀，空腹热食。每日1剂，15天为1个疗程。可连服3个月以上。

功效 化浊降脂，开胃健脾。

适用人群 高脂血症、脂肪肝、消化不良患者。

百变搭配 配用稻芽（去谷壳）10克、山药10克，可协同增效。

桑葛降脂粥

主料 桑寄生10克，葛根8克，山药15克，山楂10克，丹参8克，红花5克，制大黄6克，泽泻6克，茵陈12克，蒲公英9克，粳米100克。

辅料 蔗糖5～10克。

烹饪与服法 上述10味中药主料装入纱布袋中，扎紧袋口，与淘洗干净的粳米共煮为稠粥，取出纱布袋（药渣转入茶盅内，可续加开水冲泡，当茶饮）。加糖调味，空腹热食。每日1剂，15天为1个疗程。

功效 补肾健脾，通下化瘀，清热利湿。

适用人群 高脂血症、脂肪肝患者由脾肾两虚、痰浊血瘀所致。症见乏力，纳呆，腰膝酸软，眩晕耳鸣，头重体困，胸闷肢麻，心悸气短，大便干燥，舌暗淡或有瘀斑齿痕，苔厚腻，脉沉涩或弦滑的患者。

百变搭配 其他五谷杂粮可代替粳米。

荷叶山楂血旺汤

主料 鲜嫩荷叶1张（约100克），山楂20克，猪血旺500克。

辅料 大蒜30克，盐3克，鲜汤300克。

烹饪与服法 鲜荷叶洗净、切碎；山楂洗去浮尘，装入纱布中，扎紧袋口；大蒜去皮洗净；共入锅内，加水煮沸半小时后取出纱布袋（可将荷叶、山楂转入茶盅内，续加开水冲泡当茶饮）；猪血旺切成长、宽、厚分别约4厘米、3厘米、1厘米的小块，加入荷叶山楂汁和鲜汤的混合液中，中火煮沸5分钟，加盐调味即成。空腹热食，每1～2日服1剂，15天为1个疗程，可连服3个月。

功效 化浊（湿）降脂，益气补血，祛瘀解毒。

适用人群 高脂血症、脂肪肝患者。

百变搭配 中药荷叶干品30克可代替鲜荷叶100克；鸡、鸭、鹅血旺可代替猪血旺；猪血粉150～200克与血旺500克相当。此外，若用猪血粉50克、面粉100克做成馒头或面片煮汤；或荷叶、山楂汁和面烹成面条汤，长期食用有良效。

六、脂肪肝饮食原则

（1）限制总热量及碳水化合物，每天供给热量应低于实际需要量10% ～ 15%。

（2）脂肪不宜过多，每天摄入量应控制在50克以内，尤其应限制动物性脂肪；除椰子油外，一般食用植物油可适量使用；蛋白质按每天每千克体重1.2 ～ 1.5克供给，选含蛋氨酸较多的食物如瘦肉、鱼类、淡菜、鱿鱼、豆制品等。

（3）主食可用米、面及粗粮；多用含维生素、纤维素丰富的蔬菜和水果。

（4）忌用含单糖多的甜点心及水果糖等，以及含脂肪高的食品。限制含胆固醇高的食物，如蛋黄、动物内脏、脑髓、鱼子、墨鱼等。

（5）忌用油煎、油炸的烹调方法，采用蒸、煮、烩、炖、熬等烹饪饮食；应忌酒，多饮茶。

（6）中国营养学会推荐每人每天烹调油的摄入量为25克。很多人虽已认识到动物油（脂肪）的危害，很少使用动物油（脂肪）、吃肥肉，但炒菜用烹调油的量不但没减少，反而有增加的趋势。目前城乡居民的实际平均摄入量已达到41克，像北京、上海等大城市居民的摄入量则更高。含不饱和脂肪酸较多的食用植物油100克热量近900千卡，而100克猪肉热量才395千卡。过高热量摄入会明显增加肥胖、高脂血症、糖尿病、心血管疾病、脂肪肝和恶性肿瘤发生的危险性。虽然植物食用油（除椰子油外）含有大量的亚油酸等不饱和脂肪酸，有助于降低血中胆固醇，但摄入量过多也容易在体内形成过氧化酯，增加诱发脑血栓、心肌梗死和癌症的风险。

（7）调整饮食和适当运动。脂肪肝的主要原因是肥胖和高脂血症，故控制饮食和适量运动是关键。成人每日摄入能量初为30 ～ 35卡/千克，逐步降至25卡/千克。其20%为蛋白质，30%为脂类，50%为碳水化合物。同时辅以运动，如每天步行10000步，加上2次20分钟慢跑；或骑自行车、健身房锻炼等，对部分患者可能有效。

七、脂肪肝食疗食谱

山药燕麦蒜粥

主料 鲜山药250克，燕麦80克，紫皮大蒜30克。
辅料 去脂鲜骨肉汤500 ～ 800克。

烹饪与服法 鲜山药刮洗干净，切成小丁；燕麦淘洗干净；紫皮大蒜去皮、洗净；与去脂鲜骨肉汤共煮为粥。温热空腹食用。每日1剂，可常食；或15天为1个疗程，连服3个月以上。

功效 补脏腑，降血脂，解毒杀虫。

适用人群 脂肪肝伴食少腹胀、便溏或泄泻日久、体倦乏力者。

百变搭配 粳米可代替燕麦；出锅前5分钟可加入洗净、切碎的鲜嫩菜叶150克，其效更佳。干山药粉50克与鲜山药250克药效相当，可在出锅前5分钟加入锅内搅匀。

山药小米蒜粥

主料 干山药粉100克，小米100克，紫皮大蒜30～50克。

辅料 生菜叶100克。

烹饪与服法 小米淘洗干净，紫皮大蒜去皮、洗净，加水800克，大火烧沸后改小火衡沸半小时，加入洗净、切碎的生菜叶和山药粉，再煮沸5分钟即成。空腹热食。每天1次。

功效 补益脏腑，解毒降脂。

适用人群 脂肪肝伴脾虚泄泻、痢疾、肠炎、轻度感冒及轻度高血压和高脂血症者。

百变搭配 白薯可代替山药；荞米可代替小米。

芋头粳米蒜粥

主料 芋头250克，粳米80克，独大蒜50克。

辅料 去脂鲜汤（骨肉汤）800克。

烹饪与服法 芋头去皮、洗净、切丁；粳米淘洗干净；独大蒜去皮、洗净，与鲜汤共煮为粥，空腹热食。每日1剂，宜常食或15天为1个疗程。

功效 保肝益脾，降脂降压，解毒祛湿。

适用人群 脂肪肝及伴有肠炎、腹泻、痢疾的患者。

百变搭配 荞麦、玉米、燕麦可代替粳米。

燕麦藕粥

主料 燕麦100克，甜藕200克。

辅料 莴笋叶100克，去脂骨肉汤800克。

烹饪与服法 将燕麦淘洗干净，甜藕洗净切成丁，加去脂骨肉鲜汤小火熬沸30分钟后，加入洗净、切碎的莴笋叶继续熬成稠粥即成。空腹热食。每日1剂，15天为1个疗程。

功效　保肝健脾，辅助降脂。

适用人群　脂肪肝患者。

百变搭配　小白菜等鲜菜可代替莴笋叶；将荷叶当锅盖，或取嫩荷叶50克洗净切成末，在成粥出锅前5分钟加入锅内共煮热食，其效更佳。

葱玉菜粥

主料　洋葱1个（约150克），嫩玉米150克，小米50克。

辅料　小白菜100克。

烹饪与服法　洋葱撕去外表薄膜，洗净、切丁；嫩玉米和小米分别淘洗干净；加水约800克共煮为稀粥，再加入洗净、切碎的小白菜再熬5～10分钟为稠粥，即成。空腹热食。每日1剂，15天为1个疗程。

功效　养肝健脾，辅助降脂，祛毒化瘀。

适用人群　脂肪肝患者，肝内胆汁淤积者。

百变搭配　大蒜、薤白、藠头可代替洋葱，但剂量应减半。

泡苦藠（糖醋薤白）

主料　鲜苦藠（薤白）1000克。

辅料　精盐20克，干红辣椒25克，香料1包，老盐水1000克，黄酒25克，白干酒5克，醪糟汁10克。

烹饪与服法　选择大小一致的鲜苦藠（薤白）洗净、沥干，放入出坯盐水（泡菜水）内，泡2～3天后捞出，沥干；老盐水和新盐水各1半混合，入净坛内，加入干辣椒、精盐、黄酒、白干酒（高粱酒）、醪糟汁调匀；待红糖溶化后，放入苦藠；装至一半时，放香料包，再下苦藠至坛沿附近；用竹片卡紧，盐水淹过原料，加盖；加坛沿槽水，7～10天后成熟即成。吃本味，开坛取出苦藠50～100克佐餐食用。若吃甜酸味（俗称"糖醋薤白"）：用盐水300克，加红糖250克，醪糟汁50克，与苦藠500克一起入瓶，泡2～3天即成，可佐面食、稀饭和普食。每日1次，可常食。口感辛辣鲜香，甜中带苦，细嫩适口。

功效　保肝健脾，降脂解毒，抗菌消炎。

适用人群　脂肪肝、肝内胆汁淤积患者。

百变搭配　藠头可代替苦藠（薤白）。香料包内含八角、山奈、桂皮、茴香、香蕈、花椒等，可随意加减。同法可制作泡洋葱、泡大蒜、泡洋姜、泡萝卜、泡鲜藕，都有类似功效。

独蒜藕骨汤

主料　独蒜头10枚，鲜藕500克，猪棒骨500克，生菜叶100克。

辅料 盐3克，姜片5克。

烹饪与服法 独蒜头去皮，洗净；鲜藕刮洗干净，拍酥；猪棒骨洗净，剁切成寸半段，与姜片共入锅内，加水800克，熬炖至骨酥肉烂，加入生菜叶煮沸，加盐调味即成。空腹热食。可常食。

功效 健脾补血，生肌止泻，辅助降脂。

适用人群 脂肪肝、肝内胆汁淤积等肝病患者。

百变搭配 菱、芋头等可代替藕。

薤白香菇鲫鱼汤

主料 薤白50克，香菇150克，鲫鱼1尾（约200克）。

辅料 盐3克，姜片10克，葱花5克。

烹饪与服法 薤白、香菇分别去根蒂、洗净；鲫鱼去鳞、鳃和内脏，洗净，与姜片共入锅内，加水500克，小火炖至鱼肉骨肉分离时去鱼骨（刺）即成。加盐、葱花调味后，空腹热食或佐餐食用。

功效 温中下气，降脂散结，除湿利水。

适用人群 脂肪肝、肝内胆汁淤积等肝病患者。

百变搭配 鲳鱼、鲤鱼可代替鲫鱼。独蒜头可代替薤白。

萝卜大蒜骨头汤

主料 胭脂红皮萝卜500克，独头大蒜10个，猪棒骨1根。

辅料 盐3克，姜片10克，葱花3克。

烹饪与服法 胭脂红萝卜洗净、切块；独头大蒜去皮，洗净；猪棒骨洗净，剁切成寸半段，与姜片共入锅内，加水1000克煮至骨酥肉烂时，加盐、葱花调味。空腹热食。每日1次，可常服。

功效 健胃消食，清热解毒，降脂除湿，顺气利尿，止咳化痰。

适用人群 脂肪肝、肝内胆汁淤积等肝病患者；伴有肺热咳嗽、消化不良者亦可食用。

百变搭配 青头萝卜、半头红萝卜、全白萝卜亦可代替胭脂红萝卜；配用香菇200克更好。

胡萝卜香菇薤白骨头汤

主料 胡萝卜500克，生蒜20克，薤白50个，香菇250克，猪棒骨1根。

辅料 盐3克，姜片10克，葱花3克。

烹饪与服法 胡萝卜洗净，切滚刀块；生蒜去皮洗净；薤白洗净；香菇去根蒂洗净；猪棒骨洗净，砸破后剁切成段，与姜片共入锅内，加水1000克炖至骨酥肉烂时，加盐和葱花调味，空腹热食。每日1次，可常食。

功效 滋肝益肾，健胃化食，降脂解毒。

适用人群 脂肪肝、肝内胆汁淤积等肝病患者，维生素A缺乏症患者。

百变搭配 薤头形似圆锥形，可代替薤白（类圆球形）；草菇可代替香菇；若用泥鳅（鳅鱼）代替猪棒骨，其效更好。

萝卜丝拌芹菜豆干

主料 胭脂红皮萝卜500克，芹菜200克，五香豆腐干100克。

辅料 盐3克，特级酱油5克，香醋2克，芝麻油5克，香菜末2克，葱花末5克。

烹饪与服法 胭脂红萝卜去缨和须根，在沸水中汆一下（杀死表皮上的寄生虫及虫卵），切成细长丝；芹菜择洗干净后，亦在沸水中焯一下，晾凉后切寸段（粗叶柄宜改细两三刀）；豆腐干洗净后亦在沸水中汆一下，切成薄片；先将萝卜丝与芹菜置于盘中，加入全部辅料拌匀，放置5分钟后，取拌匀的菜汁与豆腐干片混匀，再混合拌匀即成。空腹或佐餐食用。每日1次，可常食。

功效 保肝健脾，去脂降压，解毒除湿。

适用人群 脂肪肝、肝内胆汁淤积等肝病患者。

百变搭配 其他各种萝卜可代替胭脂红皮萝卜。

萝卜丝拌菠菜豆干

主料 红皮萝卜300克，菠菜250克，五香豆腐干100克。

辅料 精盐3克，红辣椒油2克，芝麻油5克，白酱油5克，花椒面、胡椒粉、味精各1克，食醋2克，蔗糖5克，葱花、香菜段各5克，姜末2克，蒜泥10克。

烹饪与服法 将萝卜去缨蒂和须根，洗净后在沸水中汆一下，切成细长丝；菠菜去老叶和须根（主根保留），洗净后在沸水中焯一下（去草酸、杀菌灭毒、除寄生虫和卵），晾凉切段；豆腐干用温开水清洗干净后切成薄片；共置于大盘中与全部辅料拌匀，码味10分钟后即成。空腹或佐餐食用均可。菜汁含有效营养成分丰富，佐餐食用效果好，不可弃之不食（市售旧书多有"挤干水分"之说，实则将有效营养成分浪费了！现讲究整体食物、科学营养。）

功效 保肝健脾，补血益气，降脂解毒。

适用人群 脂肪肝、肝内胆汁淤积等肝病患者。

百变搭配 其他各种萝卜可代替红皮萝卜。若换成胡萝卜，则胡萝卜素（维生素A前体物质）、维生素C含量更丰富，其抗氧化及清除肝、脑等体内自由基作用更强，尤适用于伴有夜盲症的患者。但各种萝卜不宜与胡萝卜同餐（或同日）生食（凉拌）。

相思莴苣拌香干

主料　水发相思菜（苔干菜）200克，净莴苣嫩茎100克，五香豆腐干100克。

辅料　精盐、味精、白糖、胡椒粉、花椒面各1～2克，白酱油10克，红辣椒油2克，芝麻油5克，葱末、姜末各3～5克，生蒜泥15克。

烹饪与服法　将水发苔干菜洗净，用手撕成丝；净莴苣切成细长丝；五香豆腐干用温开水洗净，切成薄片；装入盘内，加上全部辅料拌匀，码味10分钟即成。空腹或佐餐食用。

功效　保健肝脾，降脂解毒。

适用人群　脂肪肝、肝内胆汁淤积等肝病患者。

百变搭配　嫩莴笋叶洗净，在沸水中焯一下切段可代替莴苣丝，其效相同。

什锦小菜

主料　油酥花生米150克，芹菜200克，胡萝卜200克，牛皮豆干（腐皮、千张）150克。

辅料　精盐3克，白酱油10克，红辣椒油2克，味精、胡椒粉、花椒面各1～2克，芝麻油5克，白糖5～10克，生蒜泥15克，姜末、葱花3～5克。

烹饪与服法　将芹菜择洗干净，在沸水中焯一下，晾凉后将粗秆用刀改细，再切成寸段；胡萝卜洗净后在沸水中焯一下，晾凉后切成细长丝；牛皮豆干用温开水洗净后，切0.3厘米宽、5厘米长的细丝；油酥花生米用刀面压碎后共入盘中，加上全部辅料，拌匀码味10分钟后即成。空腹或佐餐用均可。可常食。

功效　保肝降压，降脂解毒。

适用人群　脂肪肝、肝内胆汁淤积等肝病患者。

百变搭配　配用择洗干净、在沸水中焯一下的苦菜，或茼蒿菜等凉拌食用，有协同清肝利胆之效；血脂高者尚可配食洋葱。

洋葱洋姜拌香干

主料　洋葱200克，洋姜200克，五香豆腐干100克。

辅料　泡红辣椒1根，香葱1根，芝麻油10克，食盐3克，白酱油10克，醋10克，白糖10克，姜末5克。

烹饪与服法　将洋葱去须根和蒂，撕去老薄膜皮，切成细丝；洋姜出土后晾蔫至皮皱，洗净，在沸水中氽一下，切成细丝或薄片；五香豆腐干用温开水洗净，切成薄片；泡红辣椒和洗净的香葱分别切成细末，共入盘内，与全部辅料拌匀，码味10分钟即成。空腹或佐餐食用均可。可经常食用。

功效　保肝健脾，降脂除湿，中和益胃，清热祛毒。

适用人群　脂肪肝、肝内胆汁淤积等肝病患者。

百变搭配　可配用洗净、在沸水中焯一下的苦菜、茼蒿菜等一起凉拌食用，协同清胆利肝之效。

蒜泥青花茄

主料　独蒜10个，青花茄2～3个（约500克）。

辅料　红辣椒油2克，白酱油15克，精盐2克，葱花10克，花椒面、胡椒粉、味精各1～2克，芝麻油10克，姜末5克，鲜洋葱丝20克。

烹饪与服法　将青花茄去蒂、脐洗净，放于盘中入蒸笼（锅）蒸熟；独蒜去皮、洗净捣为泥，与其余辅料拌匀成味汁，淋于茄子上即成。空腹或佐餐食用均可，食前拌匀食或蘸食下饭，口感茄质软糯，咸鲜香辣。

功效　散血止痛，利尿解毒。

适用人群　脂肪肝、肝内胆汁淤积等肝病患者。

百变搭配　药用多为白茄，而紫茄、青花茄的功效亦相似。尚可用豆瓣20克剁细，熟花生油10克炒香，再与上述辅（调）料拌匀；或用嫩青椒50克剁碎，用15克花生油炒香后再与上述调料拌匀，成为另两种口味。

凉拌豇豆（嫩荚）

主料　豇豆（嫩荚）500克。

辅料　盐2～3克，大蒜泥50克，白酱油10克，芝麻油5克，葱末、姜末各5克。

烹饪与服法　将豇豆择洗干净，切成寸半段，蒸（煮）熟后与全部辅料拌匀食用。可常食。

功效　理中益气，补肾健脾，保肝消渴。

适用人群　脂肪肝伴糖尿病患者。

百变搭配　可炒食、煮食、与粳米熬粥等。

赤豆南瓜汤（粥）

主料　赤小豆50～100克，老南瓜500克。

辅料　盐和糖少许。

烹饪与服法　将赤小豆淘洗干净，老南瓜去皮、洗净、切块；赤小豆入锅加水800克，煮至爆腰后加入南瓜块，煮沸20分钟即成。加盐或糖调味（亦可不加即吃白味），空腹食用，每日1次，可常食。

功效　南瓜富含胡萝卜素（维生素A前体）、维生素C等；赤小豆含淀粉、三萜皂苷、烟酸及维生素A、维生素B$_1$、维生素C等，有保肝利尿、解毒消炎之效。

适用人群 脂肪肝、肝内胆汁淤积等肝病患者。

百变搭配 冬瓜换南瓜，利水消肿更强。若加粳米50克，共熬成粥，则叫赤豆南瓜粥。

绿豆冬瓜汤

主料 绿豆100克，冬瓜500克。

辅料 盐或糖少许。

烹饪与服法 将绿豆淘洗干净，加水800克煮沸至爆腰，加入去皮、洗净、切成块的冬瓜，再煮沸20分钟即成。可加糖或盐（不加亦可）调味后空腹食用。每日1剂，15天为1个疗程。

功效 利水消肿，清热解毒，辅助降脂。

适用人群 脂肪肝、肝内胆汁淤积、肝性脑病患者。

百变搭配 配用香菇200克（用骨肉鲜汤），保肝效果较好。

五谷香蕈粥

主料 稻米、小麦、小米、荞麦、玉米各20～30克，香蕈100克。

辅料 猪棒骨1根（约300～500克）。

烹饪与服法 将五谷淘洗干净；香蕈洗净、切成薄片；猪棒骨洗净、砸破、剁切成寸半段；共入锅内，加水1000克，小火熬至骨酥肉烂时去骨即成。空腹热食。每日1剂。

功效 滋养脏腑，扶正固本。

适用人群 脂肪肝等肝病患者。

百变搭配 宜同时并经常食用各种蔬菜菜肴和水果。草菇等食用鲜菇可代替香蕈（菇）。

凉拌三丝

主料 熟海带200克，红白皮萝卜各100克。

辅料 香醋20克，姜末、葱花各20克，白酱油30克，油酥花生米、芝麻各10克，芝麻油10克，芝麻酱5克，蔗糖10克。

烹饪与服法 选择厚实的熟海带横切成细长丝；红白皮萝卜去两头及须根，洗净后在沸水中焯一下，各取100克切成细长丝，共入盘中；花生米用平刀压砸碎后与全部辅料放在三丝上即成。食前5～10分钟拌匀、码味，空腹或佐餐食用，细嚼慢咽食用。每日1次，15天为1个疗程。可常食。

功效 健脾除湿，化积软坚，辅助降脂。

适用人群 脂肪肝、高脂血症、肝内胆汁淤积等患者。

百变搭配 洗净并入沸水焯一下的韭菜、生菜、莴笋叶等亦可凉拌食用；辅料可根据居民当地供应情况酌情增减。

怪味蒜薹

主料 鲜嫩蒜薹400克。

辅料 精盐2克，白酱油10克，红辣椒油、芝麻酱、熟芝麻各5克，香醋、白糖各5克，味精、花椒面、胡椒面各1克。或酌情加减。

烹饪与服法 将蒜薹洗净，入沸水中焯至断生，捞出晾冷，对剖切成寸半短节，盛于盘内，放上全部辅料上桌即成。餐前10分钟拌匀、码味，细嚼慢咽服食。空腹或佐餐用。

功效 降脂，解毒，杀菌，利脏腑。

适用人群 脂肪肝、高脂血症患者。

百变搭配 嫩蒜苗与蒜薹的功效相近；可与嫩莴笋茎、木耳等配用，其效更佳。

拌合菜（九合菜）

主料 净鲜嫩青笋60克，芹菜心60克，嫩蒜薹60克，嫩韭菜60克，胡萝卜60克，绿豆芽60克，熟海带丝60克，五香豆腐干60克，熟粉丝30克。

辅料 香醋30克，盐5克，芝麻油15克，芥末10～20克，味精、花椒面、胡椒粉各1～2克，蔗糖10～20克。可酌情加减。

烹饪与服法 胡萝卜、净鲜嫩青笋分别洗净，入沸水中焯一下，晾凉后切成细长丝；芹菜、韭菜、蒜薹和豆芽分别洗净，亦在沸水中分别焯一下断生，晾凉；芹菜粗秆用刀改细，切成寸半段；韭菜切成寸半节；蒜薹对剖后切成寸半节；五香豆腐干用温开水洗净后，切薄片，与熟海带丝、熟粉丝共入盘内，加入全部辅料，拌匀码味10分钟后空腹或佐餐食用，细嚼慢咽。每日1剂。

功效 滋养脏腑，降脂解毒。

适用人群 脂肪肝、高脂血症、肝内胆汁淤积、冠心病等患者。

百变搭配 配用开水泡发的木耳30～60克，名十合菜或十全养生菜、十全保健菜。

木耳烧豆腐

主料 水发木耳200克，豆腐300克。

辅料 食盐5克，姜片、葱段各10克，花生油15克，鲜汤100克。

烹饪与服法 木耳洗净，撕成单片；豆腐洗净，切成小块；姜片、葱段在烧六成热的油锅中炒香后，下木耳和豆腐炒几下，注入鲜汤，小火焖20分钟后，加盐调味即成。空腹热食或佐餐食用。每天1次，可常食。

功效 保肝健脾，补气益血，辅助降脂、补钙。

适用人群 脂肪肝、高脂血症、冠心病患者。

马兰头蒜泥

主料 马兰头嫩苗（叶）100克。

辅料 盐2克，白酱油5克，芝麻油5克，大蒜泥20克。

烹饪与服法 春季采集鲜嫩马兰头嫩苗（叶）洗净，在沸水中焯一下后沥干，与全部辅料拌匀。空腹食用。每日1剂，可长期服食。

功效 化浊降脂，清热解毒。

适用人群 脂肪肝、肝内胆汁淤积等肝病患者；伴腹泻的病人亦可服用。

百变搭配 洋葱代替大蒜，降脂亦佳。

蕺菜蒜泥

主料 鲜蕺菜（鱼腥草）200克。

辅料 盐和白糖各3克，芝麻油5克，大蒜泥20克。

烹饪与服法 鲜蕺菜（鲜鱼腥草）带根洗净，入开水中氽一下后沥干，与全部辅料拌匀。空腹食用。每日1剂，可常食。

功效 化浊降脂，清热解毒，健脾除浊。

适用人群 脂肪肝、肝内胆汁淤积等肝病患者；伴有腹泻的病人亦可服用。

百变搭配 洋葱可代替大蒜。

刺苋菜蒜泥

主料 嫩刺苋菜叶（或幼苗）250克。

辅料 盐、醋各3克，味精1克，芝麻油5克，大蒜泥20克。

烹饪与服法 将嫩刺苋菜叶或幼苗择洗干净，入沸水氽一下后沥干，与全部辅料拌匀后空腹食用。每日1剂，可常服。

功效 化浊（湿）降脂，清热解毒。

适用人群 脂肪肝、肝内胆汁淤积等肝病患者；伴有腹泻的病人亦可服用。

百变搭配 洋葱可代替大蒜。可加适量糖调味。

马齿苋蒜泥

主料 鲜马齿苋500克。

辅料 盐、醋、糖各3克，味精1克，芝麻油5克，姜末、葱花各2克，大蒜泥30克。

烹饪与服法 马齿苋择洗干净后，在沸水中汆一下，沥干后与全部辅料拌匀，码味5分钟后空腹食用。

功效 化浊降脂，清热解毒。

适用人群 脂肪肝等患者；伴有腹泻者。

百变搭配 洋葱可代替大蒜。

蒜苗洋葱豆腐干

主料 蒜苗300克，泡洋葱200克，五香豆腐干150克。

辅料 盐3克，醋2克，姜末、葱花各2克，味精、花椒面、胡椒粉各1克，蒜泥20克，芝麻油5克。

烹饪与服法 蒜苗择洗干净，入沸水焯一下，沥干后切成寸半短节，用盐拌匀码味5分钟；泡洋葱切细丝，五香豆腐干用温开水洗净后切成薄片，与全部辅料共入盘中，拌匀，码味5分钟后空腹食用或佐餐食用。每日1剂，15天为1个疗程。

功效 化浊降脂，清热解毒，除湿祛瘀。

适用人群 脂肪肝、肝内胆汁淤积等肝病患者；伴有腹泻的患者亦可食用。

第八章　肝硬化食疗与用药

一、西医识肝硬化

　　肝硬化是一种消化系统常见的、由不同病因引起的慢性进行性弥漫性肝细胞变性、坏死，肝细胞结节性再生，结缔组织增生及纤维隔形成，导致肝小叶结构破坏和假小叶形成，肝结构紊乱，使肝脏逐渐变形、变硬致肝硬化。病变逐渐进展，已有病程超过60年的病例，晚期出现肝功能衰竭、门静脉高压和多种并发症。目前被认为是一种严重的不可逆的肝脏疾病。

　　1.临床表现与诊断要点

　　（1）患者多有乙型、丙型或丁型肝炎病史，或有长期酗酒、血吸虫病、不适当地长期用激素（大剂量）、长期营养不良、长期肝脏淤血、肝豆状核变性、肝外胆管梗阻、肝内小胆管非化脓性病变等病史。

　　（2）临床分为代偿期、失代偿期和晚期。

　　① 代偿期。症状较轻，可有食欲不振，恶心、腹胀、大便不成形及肝区隐痛、消瘦、乏力等症状。体格检查可见蜘蛛痣，肝掌，肝脏轻度肿大、质地偏硬、表面光滑，脾脏轻中度肿大，肝功能正常或轻度异常。

　　② 失代偿期。可有门静脉高压症状，包括侧支循环形成（腹壁静脉怒张、食管胃底静脉曲张、食管静脉曲张、痔核形成等），脾肿大与脾功能亢进，腹水（中度以上者常伴有下肢水肿），外周血白细胞、血小板降低等；肝功能减退可致血浆蛋白减少、黄疸、凝血酶原减少、出血倾向以及其他肝功能异常。可见消瘦、水肿、贫血、恶病质、男性乳房发育、性功能减退等。5%～10%腹水者可出现肝性胸腔积液，见于右侧，但也有双侧或仅为左侧胸腔积液者。亦可有持续性低热（38～38.5℃）。

　　③ 晚期。肝脏缩小、坚硬、表面呈结节状，一般无压痛。肝硬化属胆汁淤

积、静脉回流者，在晚期仍有肝脏肿大。可出现上消化道大出血、原发性腹膜炎、肝性脑（膜）病、肝肾综合征、原发性肝癌、门静脉血栓形成和感染（支气管炎、肺炎、结核性腹膜炎、胆道感染）等并发症。

（3）实验室检查　①可伴有谷氨酰转肽酶、碱性磷酸酶及反应活动性肝纤维化的指标，如血清单胺氧化酶P Ⅲ、P Ⅳ型胶原、原黏蛋白及透明质酸等升高。②肝穿刺活体组织检查，可了解肝硬化的组织类型及肝细胞受损和结缔组织形成的程度，发现假小叶形成即可诊断。③白蛋白与球蛋白比例降低或倒置；胆汁淤积者可见黄疸、尿胆红素阳性、尿胆原阴性。

（4）影像学检查　①实时超声检查（B超）是肝硬化者的常规检查，可早期发现原发性肝癌，测定肝脾大小及腹水和估计门脉高压，显示肝纤维化程度。彩色多普勒超声检查可提示肝血流情况。②CT检查、MRI检查可准确观察到肝脏体积的大小、肝硬化结节影的严重程度及门脉高压的情况等，并可除外肝占位性病变等。

2.防治要点

针对病因，积极防治病毒性肝炎、高脂血症、血吸虫病及心力衰竭等。应进食易消化、高营养、多维生素、低脂肪饮食，应戒酒，避免鱼刺、碎骨扎破曲张的食管静脉引起的大出血。目前尚无特效肝硬化治疗药物，仅对症用药。如转氨酶高者可用保肝降酶药，合并腹水者可给予利尿药，并发原发性腹膜炎者可选用敏感的抗菌药物如β-内酰胺类（青霉素类、头孢菌素类）与β-内酰胺酶抑制药，对严重耐药菌感染（耐甲氧西林菌等）还可选用万古霉素或去甲万古霉素联合磷霉素或利福平等。当出现低蛋白血症者，可静脉滴注白蛋白，肝昏迷者给予谷氨酸钠（钾）、精氨酸、乳果糖（早期口服）等。食管静脉曲张破裂大出血者，可用双囊三腔管压迫止血、内镜下注射硬化剂、内镜下套扎术及组织胶注射等治疗。

二、中医识肝硬化

中医认为，肝硬化分早期（无腹水期）和晚期（腹水期）。早期相当于中医学中的"胁痛""积聚""癥瘕"；晚期属于中医学中的"臌胀""单腹胀"范围。可由多种病因引起，如感受外邪、饮酒、水毒（如血吸虫感染）、情志郁结、饮食不节、湿热内蕴，或肝炎失治，伤害肝脾，累及肾脏，形成肝、脾、肾三脏俱病。

肝性喜条达疏泄，如机体抵抗力减弱，在上述致病因素作用下，不能条达，则肝气郁结。气郁则血液运行不畅，遂形成气滞血瘀。因肝脉布胁肋，故两胁胀痛。肝气郁结，势必横逆犯脾，使脾胃失去正常运化的功能，故有食欲不振、腹胀便溏等症。久之则全身无力，肢体消瘦。脾病，则运化水湿的功能发生障碍，水湿停滞，势必渐成臌胀。肝脾病久，必影响及肾，肾主水，肾阳不足，无以化水，则水湿潴留更甚，使臌胀日益加重。总而言之，肝硬化多由实转虚而致虚实互见。

根据辨证论治，肝硬化早期，一般情况较好；晚期多出现虚实杂证，故治疗时必须把扶正与祛邪有机地结合起来，针对病人病情，对症补虚、化癥、消水、止血。

三、临床表现

肝硬化病人多有病毒性肝炎（尤其是乙型病毒性肝炎）病史，或有长期嗜酒、酗酒史，血吸虫病史，不适当地长期大剂量使用激素史，或长期营养不良、长期肝脏淤血、肝豆状核变性、肝外胆管梗阻、肝内小胆管非化脓性病变等病史。

肝硬化代偿期临床症状较轻，可有食欲不振、恶心、腹胀、大便不成形、肝区隐痛、消瘦、乏力等症状。可见腹部蜘蛛痣，肝掌，肝脏轻度肿大、质地偏硬、表面光滑，脾脏轻中度肿大，肝功能正常或轻度异常。

失代偿期可有门静脉高压症状，如腹壁静脉怒张、食管胃底静脉曲张、食管静脉曲张、痔核形成等，脾肿大与脾功能亢进，腹水或下肢水肿，外周血白细胞减少、血小板低下等；肝功能减退可致血浆蛋白减少，黄疸，凝血酶原减少，出血倾向以及其他肝功能异常。可见消瘦、水肿、贫血、恶病质、男性乳房发育、性功能减退等。可有发热（38～38.5℃）。

晚期肝脏缩小、坚硬、表面呈结节状，一般无压痛。肝硬化属胆汁淤积、静脉回流者，在晚期仍有肝肿大，可出现上消化道出血、原发性腹膜炎、肝性脑病、肾病综合征、原发性肝癌、门静脉血栓形成和/或感染性支气管炎、肺炎、结核性腹膜炎、胆道感染等。

四、肝硬化常用西药

目前尚无治疗肝硬化的特效药。临床主要是对症治疗用药，包括保肝、降脂、降转氨酶等。以下药物供临床对症选用、参考。

1.抗纤维化药物

（1）秋水仙碱　成人口服1毫克/日，每周服5日，主要用于血吸虫病引起的肝硬化。其作用机制是抑制胶原聚合。

（2）肾上腺皮质激素　仅用于自身免疫性慢性肝炎、肝硬化，应在有经验的专科医师指导下权衡利弊慎用。

2.保肝降酶降脂药物

（1）联苯双酯　用于长期单项谷丙转氨酶升高者，口服1日量为75～150毫克，多采用1日3次，每次服25毫克。

（2）马洛替酯（二噻茂酯）　用于代偿期肝硬化时肝功能的改善。一次口服

200毫克，一日口服3次。

（3）**核糖核酸**　临床试用于306例慢性肝炎肝硬化病人，治疗一个疗程，总有效率70.3%。肌内注射，每次6毫克，注射液（10mg，2ml）以氯化钠注射液稀释，隔日1次，3个月为1疗程。静脉注射，1次30毫克，1日1次，或1次50毫克，隔日1次。或遵医嘱。

（4）**三磷腺苷辅酶A胰岛素注射液（能量注射液）**　每支内含三磷腺苷20毫克，辅酶A 50单位，胰腺素4单位。临床用于肝炎、肝硬化等病人，与其他药物合用可增加食欲、增强体质、减少病情恶化、缩短病程。每日1～2支，用注射用生理盐水溶解后肌内注射；或用5%葡萄糖注射液稀释后缓慢静脉滴注（因含胰岛素，不宜空腹使用；滴速宜慢，以免心悸、出汗等）。

（5）**甘草酸二铵**　有抗炎、免疫调节、抗纤维化、保护肝细胞膜作用，主要用于伴有谷丙转氨酶升高、早期肝硬化等。成人常用量口服一次150毫克（3粒胶囊剂），2～3次/日。静脉滴注1日1次，用150毫克（3支注射液）以5%或10%葡萄糖注射液250毫升稀释后缓慢静滴。

（6）**复方甘草甜素（甘草酸一铵复方制剂）**　有甘草酸二铵的效果，但几乎无皮质激素的副作用。成人一次口服0.1～0.2克，3次/日；儿童酌减；也可肌内注射或缓慢静脉滴注0.1～0.2克，1～2次/日。

（7）**还原型谷胱甘肽**　0.6～1.2克加入5%或10%葡萄糖注射液250毫升稀释溶解后静脉滴注，1次/日；或肌内注射0.6克/日，1次/日；均可连用2～4周。

（8）**复方二氯醋酸二异丙胺（肝乐）**　用于胆汁性肝硬化等，成人饭前口服500毫克（1粒），1日服3次，可酌情增至每日4～6粒。一般服药后6～10日即显效，总疗程根据病情酌定。

（9）**腺苷蛋氨酸（思美泰）**　主要用于治疗肝硬化和肝硬化所致肝内胆汁淤积。初始治疗：肌内或静脉注射，每天500～1000毫克，共2周。维持治疗：每天口服500～1000毫克。

（10）**甲硫氨酸维B₁注射液（紫舒）**　改善肝功能，用于急慢性肝炎、肝硬化、脂肪肝、酒精性肝病（炎）、肝内胆汁淤积等。肌内注射，2～5毫升/次，每日1～2次；或静脉注射，5～10毫升，每日1次（每2毫升中含甲硫氨酸40毫克，维生素B₁ 4毫克）。

五、肝硬化常用中药

1.肝硬化中药方剂

（1）早期肝硬化

① 肝脾不调，湿热阻遏：宜疏肝和脾，清热利湿。可选用四逆散合茵陈四

苓散加味：柴胡10克，白芍13克，枳实7克，猪苓10克，茯苓15克，泽泻10克，茵陈30克，白术7克，甘草5克，白茅根30克。水煎服，每日1剂。适用于腹胀胁痛，脘闷食少，嗳气后腹胀减轻，少量腹水，心烦口渴，身困无力，尿黄赤，苔黄腻，脉弦滑而数者。

② 肝肾阴亏，虚热动血：宜滋补肝肾，清热凉血。可用六味地黄丸加味：生地黄30克，山药15克，茯苓18克，山茱萸15克，丹参15克，牡丹皮15克，当归15克，南沙参10克，白茅根30克，泽泻10克，枸杞子10克。水煎服，每日1剂。适用于阴液亏损、虚热内生，症见午后潮热、两颧微红、口干咽燥、尿黄赤、大便干结；肾精亏虚、肝血不足、精血失充，故全身无力、肢体消瘦；阴虚火动、血热妄行，则常有齿鼻出血、蜘蛛痣、肝掌、舌红苔少、脉弦细而数，皆为阴虚内热之证。

③ 气虚血瘀，络脉阻滞：宜补气活血，化瘀通络。可用鳖甲煎丸加减：鳖甲17克，桃仁7克，牡丹皮7克，赤芍、白芍各10克，三棱10克，莪术7克，柴胡10克，厚朴7克，黄芪17克，党参15克。水煎服，每日1剂。适用于肝脾肿大、质地较硬，蜘蛛痣，肝掌，肢体倦怠，舌暗、边有瘀斑，脉沉弦无力者。

（2）晚期肝硬化

① 肝郁气滞，脾虚湿阻：宜疏肝理气，健脾利湿。可用柴平汤加减：醋柴胡10克，苍术、白术各18克，厚朴10克，陈皮7克，党参10克，车前子18克，抽葫芦18克，醋香附子10克，冬瓜皮30克，生姜7克，炙甘草7克，泽泻10克。水煎服，每日1剂。适用于脘腹胀大，叩之如鼓，青筋暴露，两胁胀痛，嗳气或矢气后脘腹胀减，食欲不振，面色萎黄，下肢水肿，小便短涩，舌质淡，苔白腻，脉沉弦者。

② 瘀血停滞，水湿泛滥：宜益气行水，祛瘀生新。可用实脾饮加减：黄芪30克，党参18克，白术10克，茯苓皮30克，干姜10克，大腹皮10克，三棱10克，赤芍10克，厚朴7克，丹参18克。水煎服，每日1剂。适用于腹肿大，不欲食，腹壁青筋暴露，胁下有硬块按之不移，形体消瘦，两目暗黑，皮肤粗糙，齿衄，大便溏泻，色黑，朱砂掌，蜘蛛痣，小便不利，舌暗红，苔白糙，脉沉细弦者。

③ 脾肾阳虚，水气不化：宜温阳健脾，补肾利水。可选用济生肾气丸加减：熟地黄20克，山药17克，泽泻10克，茯苓17克，白芍10克，白术10克，山茱萸13克，附片10克，肉桂10克，牛膝10克，车前子17克（布包）。水煎服，每日1剂。适用于面色晦暗，畏寒肢冷，四肢蜷卧，腰酸腿软，腹胀腹水，小便短少，大便稀溏，舌淡苔白，脉沉细等病人。

肝硬化久病多虚，经治疗后，腹水消退，为了巩固疗效、防止复发，应再给以健脾补肾之剂，如香砂六味丸、金匮肾气丸等；并佐以疏肝理气之剂，如解郁养血汤等；肝脾肿大，加郁金、桃仁、红花、丹参、三棱、莪术之类活血化瘀；脾大而硬，加鳖甲、牡蛎以软坚散结。

2.肝硬化中成药

（1）舟车丸　其药物组成为甘遂（醋制）、红大戟（醋制）、芫花（醋制）、牵牛子（炒）、大黄、青皮（醋制）、陈皮、木香、轻粉。功能为行气利水。主治肝硬化腹水。症见因浊水湿邪停聚腹中、气机阻滞引起的腹胀而坚，停饮喘急、甚则不能平卧，四肢水肿，口渴气粗，尿少便秘，舌淡红或边红，苔白滑或黄腻，脉沉数或滑数者。成年人一次服3克，一日1次。

（2）肝达康颗粒（片）　其药物组成为北柴胡（醋炙）、白芍（醋炙）、枳实（麸炒）、青皮（麸炒）、甘草、党参、茯苓、白术（麸炒）、砂仁、湘曲、鳖甲（醋炙）、地龙（炒）、当归（酒炙）、茜草、白茅根。功能为疏肝健脾、化瘀通络。治疗肝硬化因肝郁脾虚、瘀血阻络所致，症见胁下痞块、固定不移、舌淡或色暗有瘀点、脉弦缓或涩。成人口服颗粒剂一次8克，一日3次，疗程1个月，可连续使用3个月；若服片剂，一次8～10片，一日3次，疗程同颗粒剂。

（3）肝宁片　其药物组成为紫草、斑蝥、糯米。治疗由热毒瘀滞、肝失疏泄所致肝硬化、肝炎等肝脏疾病。症见胁肋刺痛，赤缕红斑，口苦尿黄。口服一次2～3片，一日3次，温开水送服。疗程遵医嘱。

（4）护肝片　其药物组成为柴胡、茵陈、板蓝根、猪胆粉、绿豆、五味子。功能为疏肝理气、健脾消食，具有降低转氨酶作用。用于治疗慢性肝炎、早期肝硬化等。症见因肝气郁滞、肝失疏泄所致胸膈痞满，两胁胀痛或窜痛，脉弦，舌质暗滞。口服一次4片，一日3次。疗程遵医嘱。

（5）金水宝胶囊（片）　为发酵虫草（菌）粉（S-4）制剂。功能为补肾保肺、填精益气。用于肺肾两虚，精气不足，久咳虚喘，神疲乏力，不寐健忘，腰膝酸软，月经不调，阳痿早泄；慢性支气管炎、慢性肾功能不全、高脂血症、肝硬化见上述症候者。口服胶囊剂，一次3粒，一日3次；若服片剂，一次2片，一日3次。疗程遵医嘱。百令胶囊为发酵虫草菌粉（Cs-C-Q$_{80}$）制剂，功能与主治相近，亦可选用。

（6）肝脾康胶囊　其药物组成为柴胡、黄芪、白芍、青皮、白术、茯苓、鸡内金（炒）、三七、姜黄、郁金、水蛭、板蓝根、熊胆粉（代）、水牛角浓缩粉。功能疏肝健脾，活血解毒。主治肝郁脾虚、毒瘀内蕴所致的胁肋胀痛，胸脘痞闷，食少纳呆，神疲乏力，面色晦暗，胁下积块的慢性肝炎、早期肝硬化见上述症候者。

（7）中满分消丸　其药物组成为姜制厚朴、枳实、姜黄、黄芩、黄连、制半夏、知母、猪苓、茯苓、白术（麸炒）、泽泻、陈皮、砂仁、党参、甘草。功能为健脾行气，利湿清热。主治因脾虚气滞、湿热壅盛、浊水停骤引起的腹水坚满，脘腹撑急疼痛，烦热口苦，渴而不欲饮，小便赤涩，大便秘结或溏泄（泻），舌黄苔腻，脉弦数等肝硬化腹水者。口服一次6克，一日2次。或遵医嘱。

（8）和络舒肝胶囊　其药物组成为柴胡、郁金、香附（制）、木瓜、鳖甲、昆布、海藻、土鳖虫、桃仁、红花、三棱、莪术、凌霄花、五灵脂、大黄、虎杖、茵陈、半边莲、黑豆、地黄、玄参、白术（炒）、当归、白术、制何首乌、熟地黄。功能疏肝和络，活血化瘀，清热化湿，滋肝养肾。主治因湿热瘀血阻络、湿热蕴结、肝肾不足引起的胁下痞块，唇青面黑，肌肤甲错，腰酸，尿黄，舌有瘀斑，脉弦细的慢性肝炎、早期肝硬化。饭后温开水送服，一次5粒，一日3次。或遵医嘱。

（9）中华肝灵胶囊　其药物组成为柴胡（醋制）、鳖甲（醋制）、木香、香附（醋制）、青皮（醋制）、三七、当归、郁金、川芎、枳实（麸炒）、厚朴（姜制）、糖参。功能疏肝理气，化瘀散结。主治因气滞血瘀、阻于脉络引起的胁下积块，或刺痛，情志抑郁易怒，善太息，嗳气，食少便溏，舌下有瘀斑，脉弦沉涩无力；急慢性肝炎；肝硬化、肝癌早期见上述症候者。口服一次7～8粒，一日3次。或遵医嘱。

（10）慢肝养阴胶囊　其药物组成为地黄、枸杞子、北沙参、当归、党参、麦冬、五味子、川楝子、人参、桂枝。功能滋补肝肾，养阴清热。主治肝络不通。症见胁下癥积痞块，体倦乏力，腰酸，目涩，甚或赤缕红斑，脉沉细涩，舌质暗红或有瘀斑，舌下静脉曲迂增粗；慢性肝炎、早期肝硬化见上述症候者。口服一次4粒，一日3次。或遵医嘱。

六、肝硬化药膳调养

肝硬化是一种慢性进展性疾病，对症选用下述具有疏肝健脾、化瘀通络；或疏肝理气、健脾消食；或行气、利水、除湿，兼有养肝、护肝之效的药膳进行长期调养，可收到单用西药、中药治疗无法替代的效果。

怀山龙眼炖甲鱼

主料　甲鱼1只（约500克），龙眼50枚，怀山药50克。

辅料　姜片10克，盐2克。

烹饪与服法　先用热水烫甲鱼，使其排尿后切开、洗净、去内脏，然后将甲鱼肉与壳一起与怀山药、龙眼（去壳）和姜片（去腥用）放炖锅内，加水适量，隔水炖熟服用（可用盐调味）。每周2剂。宜长期调养。

功效　滋养肝肾，补中益气，化积软坚。

适用人群　肝硬化、慢性肝炎、肺结核低热及病后体虚者。

百变搭配　乌龟可代替甲鱼。

注　民间认为甲鱼不宜与苋菜同吃。

香菇龙眼炖甲鱼

主料　香菇500克，甲鱼1只（约500克），龙眼50枚。

辅料　姜片10克，盐2克，大蒜20克。

烹饪与服法　先用水将甲鱼刷洗干净，放入锅中，加水1000克，盖好锅盖，加热至煮死，使其排尿后切开、洗净、去内脏；然后将甲鱼肉与壳一起与去蒂、根并洗净的香菇、龙眼（去壳）、姜片、大蒜（去皮、洗净）放在炖锅内，加水适量，隔水炖熟，用盐调味。分次空腹热食。每周2剂。宜长期调养。

功效　养肝肾，益脾胃，益气血，软肝脾。

适用人群　肝硬化、慢性肝炎患者，病后体虚者。

百变搭配　草菇、松茸、花菇等食用鲜蘑菇可代替香菇。

香菇龙眼炖鳅鱼

主料　香菇300克，龙眼肉15克，鳅鱼300克。

辅料　姜片15克，大蒜20克，香葱头5个，盐2克。

烹饪与服法　香菇去根蒂，洗净；龙眼肉用清水洗去浮尘；鳅鱼去内脏、洗净；大蒜、香葱头去外皮、洗净；加姜片共入砂锅内，加水500克，小火炖沸50分钟，加盐调味。空腹热食。每日1剂。可常食。

功效　养肝益脾，滋阴除湿，化积软坚。

适用人群　肝硬化、慢性肝炎患者。

百变搭配　可配用怀山药20克。草菇等食用鲜蘑菇可代替香菇。

香菇归尾炖猪蹄

主料　香菇300克，归尾5克，猪蹄1只。

辅料　姜片10克，大蒜20克，葱节10克，盐2克。

烹饪与服法　香菇去根蒂，洗净；归尾洗净；猪蹄在明火上烧烤至焦黄，放水中刮洗干净，对剖开后剁成小块；与备好的姜片、大蒜和葱节共入砂锅内，加水500克，小火炖沸50分钟，加盐调味后热食。每1～2日1剂。宜常服。

功效　疏肝健脾，化瘀通络。

适用人群　肝硬化等肝病患者。

百变搭配　草菇可代替香菇。可配山药20克。

夏枯草煲猪蹄汤

主料　夏枯草干品6～24克（鲜品50～100克），猪蹄1只。

辅料　姜片10克，葱头5个，盐2克。

烹饪与服法　夏枯草干品用纱布包好（若用鲜品则洗净，切成寸段）；猪蹄烧烤焦黄后刮洗干净，剖开剁成小块，与姜片、葱头共入砂锅内，加水500克，用小火炖沸50分钟，盐调味后空腹热食。每月吃20次左右或遵医嘱。

功效　清肝热，散郁结，降血压，祛湿邪（抗菌、抗病毒），增强机体免疫力（含猪蹄多肽）。

适用人群　肝硬化等肝病患者，伴有高血压的病人。

百变搭配　瘦猪肉代替猪蹄亦可，民谣"夏枯草，瘦肉汤，清热散结降血压，杀菌治痢保安康"。牛蹄筋、羊蹄可代替猪蹄，其效甚佳。

当归生姜羊肉汤

主料　当归30克，生姜15克，羊肉250克。

辅料　盐2克。

烹饪与服法　冬季或寒冷地区居民将净当归、生姜（拍碎）、羊肉加水约500克于砂锅中，用小火炖酥烂，加盐调味后空腹食用。每1～2日1剂。宜调养1～3个月，其效甚佳。

功效　系东汉末年张仲景《金匮要略》中的滋补名方，气血双补而不伤身，羊肉中含有大量的左旋肉碱，可促体内尤其是肝脏中长链脂肪酸代谢。

适用人群　冬季或高寒地区包括肝硬化等体虚者均可食用。血虚头痛、身体虚寒腹痛、面色苍白、腰痛、血枯经闭、产后腹痛者尤相宜。

枸杞红枣煲鸡蛋

主料　枸杞子15～30克，小红枣6～8枚，鸡蛋1个。

辅料　红糖5克。

烹饪与服法　将枸杞子、小红枣洗去浮尘；鸡蛋清洗干净，共入锅内，加水300克共煮至熟，将鸡蛋冷却去壳后再煮5分钟，红糖调味后热食鸡蛋、枸杞子、小红枣（去核），热汤送服。每日1剂。

功效　补虚劳、益气血、健脾胃、养肝肾，有调补气血、增强体质之效。

适用人群　肝硬化等肝病患者，或伴有头晕眼花、精神恍惚、健忘、失眠、贫血等症者。

百变搭配　面色晦暗、血瘀者可加当归10克。

益肝药膳

主料　黄豆、扁豆、薏苡仁、山药、赤小豆、莲子肉等各30克，面粉90克。

辅料　盐、鲜汤各适量。

烹饪与服法　将黄豆、扁豆、薏苡仁、山药、赤小豆、莲子肉磨成粉，加面粉做成面条，于中餐、晚餐用鲜汤煮熟，加盐调味，热食。

功效　养肝护肝，利湿软坚。

适用人群　肝硬化白蛋白低下、白球蛋白比倒置患者。待腹水全消后逐渐停用。

百变搭配　晚餐不吃面条，改用薏苡仁、赤小豆、莲子肉、藕各等量（各 10～30 克）加猪骨或鳅鱼 200 克熬粥食，其效更佳。

保肝药膳

主料　黑豆 2000 克，藕粉 500 克，干小蓟、干生地黄各 100 克，何首乌、干桑椹各 200 克。

辅料　盐、大蒜、鲜汤适量。

烹饪与服法　将黑豆、干小蓟、干桑椹、干生地黄、何首乌等分别磨成粉，与藕粉拌匀，每日取 100 克用鲜汤煮熟，加蒜泥、盐等调味品热食。可连服数月。

功效　养肝益脾，理血益气，滋肾软坚。

适用人群　肝硬化伴有脾功能亢进、衄血的患者。

百变搭配　洋葱代蒜泥烹饪成菜肴，降血脂和血压，对肝硬化有协同辅助治疗作用。

鸡骨草煲田螺

主料　鸡骨草（相思子、黄食草、小叶龙鳞草）30～60 克，田螺 250～400 克，大蒜 50 克。

辅料　食盐或红糖适量。

烹饪与服法　先用清水养田螺 1～2 天，勤换水除污泥，与鸡骨草（布包）一起煮汤饮用（可用少量盐或红糖调味）；螺肉洗净后再与大蒜（去皮、洗净）另煮沸 15 分钟，调味后热食。

功效　养肝护肝，利湿软坚，降脂退黄。

适用人群　病毒性黄疸型肝炎、慢性肝炎、早期肝硬化及膀胱湿热引起的小便刺痛等患者。

百变搭配　蚌可代替田螺。

七、肝硬化食疗饮食原则

（1）总热量 10.46～12.55 兆焦/天（2500～3000 千卡/天），脂肪 60～75 克，碳水化合物 350～400 克；用含支链氨基酸丰富的优质蛋白质，每天 120 克左右。

有腹水和水肿者用低盐饮食。

（2）供给富含维生素的食物，特别是维生素A、维生素C、维生素K和B族维生素；宜选用含锌丰富的食物，如猪瘦肉、牛肉、鱼。

（3）少量多餐，每天4～5餐，以细软易消化、少纤维、少刺激及不胀气的软食或半流质饮食为主。

（4）可用食物为除玉米、高粱等粗粮外的谷类，瘦肉、奶类、鱼虾类、禽类、豆类、香蕉、水果汁，不用油煎的蛋类以及煮熟的水果。

（5）忌用的食物如油煎、干炸类多油食品；生洋葱、韭菜、黄豆等易胀气的食品；硬果类，如花生、核桃；刺激性调味品，如蒜、葱、胡椒、芥子、辣椒等。食管和/或胃底静脉曲张的病人忌用坚硬的食物，以及刺多的鱼、带碎骨的禽类和肉类。

（6）应戒酒。

八、肝硬化食疗食谱

糯米麦片骨粥

主料　糯米60克，麦片60克，猪骨300克。

辅料　甘蔗汁或蔗糖适量。

烹饪与服法　取未加工、保持种（米）皮完好的糯米和麦片分别淘洗干净；猪骨洗净，剁切成寸段，共入砂锅内，加水约800克，小火炖至骨酥肉烂成稠粥，去骨后用甘蔗汁或蔗糖调味后，空腹热食。每日1剂。

功效　养肝护肝，补脾益胃。

适用人群　肝硬化、脂肪肝、酒精性肝炎、脾胃虚弱等患者。

百变搭配　出锅前5分钟加用洗净、切碎的莴笋叶或生菜叶等鲜嫩青菜叶煮熟食用。

玉米须煲蚌肉

主料　玉米须30～60克，蚌肉50～200克。

辅料　鲜汤500克，姜片10克。

烹饪与服法　将玉米须、姜片用纱布包好，与蚌肉共入砂锅内，加鲜汤煮熟透后弃去纱布包。空腹热食蚌肉，饮汤汁。

功效　利水通淋，平肝泄热；能降压、利胆、退黄。

适用人群　肝硬化及伴有高血压、黄疸者。

百变搭配　田螺肉、海螺肉可代替蚌肉。每天常食鲜菜菜肴，可促进肝硬化症状缓解。

青果煲萝卜

主料　青果（橄榄）250克，萝卜500～1000克。

辅料　猪骨500克，甘蔗汁或蔗糖适量。

烹饪与服法　将青果洗净、去核；萝卜洗净、切块；猪骨洗净，剁切成寸段。共入锅内，小火煲至骨酥肉烂即成。去骨后空腹热食。分2～3日服用。食前临时用甘蔗汁或蔗糖调味。

功效　治疗肝气郁滞致两胁作痛、食积等。

适用人群　肝硬化伴两胁作痛、食积患者。

百变搭配　鲜藕、鲜山药可代替萝卜。

洋葱炒鸡肝片

主料　洋葱300克，鸡肝100克。

辅料　咖喱粉5克，盐2克，淀粉5克，花生油15克。

烹饪与服法　洋葱洗净，切片（丝），鸡肝去筋膜、切片，用盐拌匀，用淀粉上浆，加入六成热的花生油锅中，放入洋葱，至九成熟时放入咖喱粉，炒匀后盛于碗中。空腹热食。每天1次。可常食。

功效　养肝、降脂；辅助降压、抗癌。

适用人群　肝硬化、脂肪肝、酒精性肝病（炎）患者。

百变搭配　鸭、鹅、猪肝可代替鸡肝。

木耳茭白番茄汤

主料　水发木耳50克，茭白100克，番茄1个（约200克）。

辅料　鲜汤（骨头汤）300克，葱末、盐适量。

烹饪与服法　水发木耳洗净，撕成小朵；茭白洗净，切片；番茄洗净，切片，共入锅内，加鲜汤煮沸5分钟（可加少许葱末、盐等调味）即成，空腹热食。每日1剂。可常食。

功效　清热解毒，辅助降脂、降压、利尿等。

适用人群　肝硬化、脂肪肝、酒精性肝炎患者。

香菇木耳骨汤

主料　香菇200克，水发木耳50克，猪骨200克。

辅料　姜片10克，葱节10克，盐3克。

烹饪与服法　香菇、木耳分别洗净；猪骨洗净，剁切成寸段，共入锅内，加入姜片、葱节用小火炖至骨酥肉烂时，加盐调味。空腹热食，细嚼慢咽。每日1次。可常服。

功效　护肝养肝，化积软坚，保健强身。

适用人群　肝硬化、脂肪肝、酒精性肝炎患者。

百变搭配　草菇等食用蘑菇可代替香菇。尚可配用水发海带100克。

红豆冬瓜煲乌鱼

主料　红豆60克，冬瓜500克（连皮），乌鱼1尾（约200克）。

辅料　姜片10克，葱头10个，甘蔗汁或蔗糖适量。

烹饪与服法　红豆淘洗干净；冬瓜洗净、切成小块；乌鱼去鳞、鳃和内脏，洗净，共入锅内，加入洗净拍碎的姜片和葱头，注入清水800克，煲汤空腹热食，食前可用甘蔗汁或蔗糖调味。每日1剂。

功效　补脾不留邪，利水不伤正气，护肝。

适用人群　肝硬化伴腹水、肾性水肿等患者。

百变搭配　配用香菇200克，可加强保肝之效。

大蒜蒸西瓜

主料　大蒜60～90克，西瓜1个（1500～2000克）。

辅料　黑芝麻10克。

烹饪与服法　黑芝麻焙干，放凉，碾（磨）成粉备用。西瓜洗净外表，在西瓜皮上挖1个三角形的洞，放入去皮、洗净的大蒜（拍酥），再用挖出的瓜皮封住洞口，洞口向上，放在大盘子上，隔水蒸熟；揭开瓜皮盖，放入黑芝麻粉，吃蒜和瓜瓤，趁热服下。每1～2日1剂。

功效　利水消肿，化积软坚，宽中下气。

适用人群　肝硬化腹水、肾性水肿等患者。

百变搭配　洋葱替换大蒜亦有效。

大蒜炖乌鱼

主料　大蒜60～90克，乌鱼1尾（约200克）。

辅料　生姜10克，甘蔗汁或蔗糖适量。

烹饪与服法　乌鱼去鳃、鳞和内脏，洗净，与去皮、洗净的大蒜共入锅内，加入清水约500克，小火炖沸20分钟后加入洗净、切成末的生姜去腥，再沸10分钟后，用甘蔗汁或蔗糖调味。空腹食用。每日1次，可连服至腹水消退后，改为间隔2～3日服1次。

功效　健脾，利水，消肿，软坚。

适用人群　肝硬化腹水、营养不良性水肿、肾性水肿等患者。

百变搭配　鲫鱼替换乌鱼，其效颇佳。

香菇海参炖骨

主料　香菇200克，海参1个，猪骨500克。

辅料　姜片10克，葱头10个，胡椒、味精各1克，芝麻油5克。

烹饪与服法　海参用水发涨24小时，去内脏后洗净，切片；香菇去根蒂后洗净；猪骨洗净后剁切成寸半小节，共入锅内，加水800克，加入备好的葱头、姜片，小火炖至骨酥肉烂时，去骨后调入胡椒粉、味精，盛于碗中，浇上芝麻油，趁热空腹食用。每日1剂。可常服。

功效　养护肝肾，化积软坚，健体强身。

适用人群　肝硬化、酒精性肝病、脂肪肝、高血压、血管硬化症。

百变搭配　草菇等食用蘑菇可代替香菇。

红枣香菇炖骨

主料　大红枣4枚，香菇200克，猪棒骨500克。

辅料　麦芽糖适量，姜片10克。

烹饪与服法　大红枣、香菇（去根蒂）分别洗净；猪棒骨洗净、砸破、剁切成寸半长短节，共入砂锅内，加入姜片，注入清水500克，小火炖至骨酥肉烂时，用麦芽糖调味即成。空腹热食，细嚼慢咽。每日1剂。可常服。

功效　养肝护肝，化积软坚，增强免疫力。

适用人群　肝硬化、酒精性肝炎、脂肪肝患者。

百变搭配　草菇可代替香菇，陈皮可代替生姜。

松茸海参炖骨

主料　松茸200克，海参1个，猪棒骨500克。

辅料　橘皮、陈皮各10克，蔗糖适量。

烹饪与服法　将松茸（去根蒂）、海参（水发24小时，去内脏）分别洗净；猪骨洗净、砸破、剁切成寸段，共入砂锅内，加入陈皮、橘皮，注入清水500克，小火炖至骨酥肉烂时，去骨后用蔗糖调味即成。空腹热食，细嚼慢咽。每1～2日1剂。可常服。

功效　养肝护肝，理气软坚，保健强身。

适用人群　肝硬化、脂肪肝、酒精性肝炎患者，高血压、冠心病、动脉硬化症患者。

百变搭配　草菇、香菇等食用鲜蘑菇可代替松茸。

木耳海参鱼汤

主料　水发木耳50克，海参1个，黄鱼300克。

辅料 姜片10克，葱节5克，鲜汤300克。

烹饪与服法 木耳洗净，撕成小朵单片；海参发涨后去内脏、洗净、切成薄片；黄鱼肉洗净，切成小块，与姜片、葱节共入锅内，加鲜汤，用小火炖沸20分钟。空腹热食。每日1剂。

功效 养肝护肝，健体强身。

适用人群 肝硬化、脂肪肝、酒精性肝炎患者。

百变搭配 香菇可代替木耳，鲫鱼、带鱼可代替黄鱼。宜同食鲜菜、水果等食品。保健养生且肾功能正常者宜加盐3克调味后服食。

芡实老鸭菜汤

主料 芡实100～120克，老麻鸭1只，生菜100克。

辅料 盐、葱末、姜末各少许。

烹饪与服法 老鸭宰杀后去毛和内脏（处理干净的内脏炒芹菜，可供佐餐食用），洗净；净芡实放入鸭腹内，注入清水1000克，小火炖至骨酥肉烂时分取适量（约1/4）加入洗净、切段的生菜煮沸5分钟，用盐、葱、姜调味后热食。每周2剂。生菜等新鲜蔬菜每餐必吃。

功效 养肝护肝，滋阴养胃，健脾利水，固肾摄精，保健强身。

适用人群 肝硬化等肝病患者、糖尿病、肾性水肿等患者。

百变搭配 鹌鹑肉可代替鸭肉。为保障营养和疗效，每日现取芡实50克、鸭肉200克烹饪为佳。

薏苡仁炖老鸭

主料 薏苡仁50克，老鸭肉150克。

辅料 盐2克，姜片5克，香葱头3个。

烹饪与服法 将净薏苡仁、老鸭肉（剁切成小块）共入砂锅内，加盐、姜片、香葱头和清水500克，小火炖至骨酥肉烂时即成。空腹热食，细嚼慢咽。每日1剂。

功效 滋阴清热，补血行水，养胃生津，辅助抗癌。

适用人群 肝硬化等肝病患者、体弱体虚尤其伴有水肿、腹水等患者。

虫草炖老鸭

主料 老雄鸭1只，冬虫夏草15根。

辅料 蔗糖或甘蔗汁适量。

烹饪与服法 老雄鸭宰杀后，去毛和内脏（处理干净后，与苦瓜片等鲜菜炒熟佐餐食用），将洗去浮尘的冬虫夏草放入鸭腹内，加清水淹没鸭肉，放瓦盅内隔水炖至骨酥肉烂即成。分次取虫草、鸭肉和汤加糖调味热食。有经济条件者每周1剂。可常服。

功效 补虚损，益精气，辅助抗癌。

适用人群 肝硬化、肺结核、糖尿病（不宜用糖调味）等多种虚证患者皆宜。

香菇苡仁炖老鸭

主料 香菇200克，薏苡仁50克，老鸭肉150克。

辅料 独蒜5个，姜片5克，香葱头5个。

烹饪与服法 将净香菇、薏苡仁、老鸭肉和净独蒜、姜片、香葱头共入砂锅内，加水淹没鸭肉，小火炖至酥烂即成。空腹热食。每1～2日1次。可常服。

功效 滋肝肾，益脾胃；软坚、利湿、利尿。

适用人群 肝硬化等肝病患者。肝癌、消化系统肿瘤的辅助食疗。

百变搭配 鹌鹑肉可代替鸭肉；草菇可代替香菇。

薏苡仁鲫鱼汤

主料 薤白10个，薏苡仁50克，鲫鱼1尾（250克左右）。

辅料 姜片5片，盐2克。

烹饪与服法 将鲫鱼去鳞、鳃和内脏，洗净后，与净薏苡仁、薤白、姜片共入砂锅内，加水500克，小火炖至酥烂，去鱼刺（骨）后用盐调味。空腹热食。每日1剂。可常服。

功效 养肝护肝，化积软坚，解毒除湿。

适用人群 肝硬化等肝病患者。

百变搭配 配用鲜香菇200克，可增强保肝之效。

香菇鳅鱼汤

主料 薤白5个，香菇200克，鳅鱼（泥鳅）200克。

辅料 独蒜5个，姜片5克，盐2克，香葱头5个。

烹饪与服法 香菇去根蒂，洗净，切成四瓣；鳅鱼去内脏，洗净后与净独蒜（去皮）、净薤白、姜片、净香葱头等共入砂锅内，加水500克，小火炖至酥烂时，去鱼骨（刺）后加盐调味即成。空腹热食。每日1剂，可常服。

功效 养肝护肝，软坚除湿，解毒利尿。

适用人群 肝硬化、脂肪肝、酒精性肝炎患者，伴有水肿的患者。

百变搭配 鳝鱼可代替鳅鱼。

香菇薤白骨头汤

主料 香菇500克，薤白50个，猪棒骨500克。

辅料 独蒜10个，香葱头10个，盐2克。

烹饪与服法 将香菇（去根蒂）、薤白、独蒜（去皮）、香葱头分别洗净；猪棒骨（带肉）洗净、砸破，剁切成寸半短节，共入砂锅内，加清水800克，小火炖至骨酥肉烂时，去骨后加盐调味即成。空腹热食。每1～2日1剂。可常服。

功效 养肝护肝，解毒软坚，健体强身。

适用人群 肝硬化、脂肪肝、酒精性肝炎等肝病患者，体虚者亦可食用。

百变搭配 草菇等食用蘑菇可代替香菇。